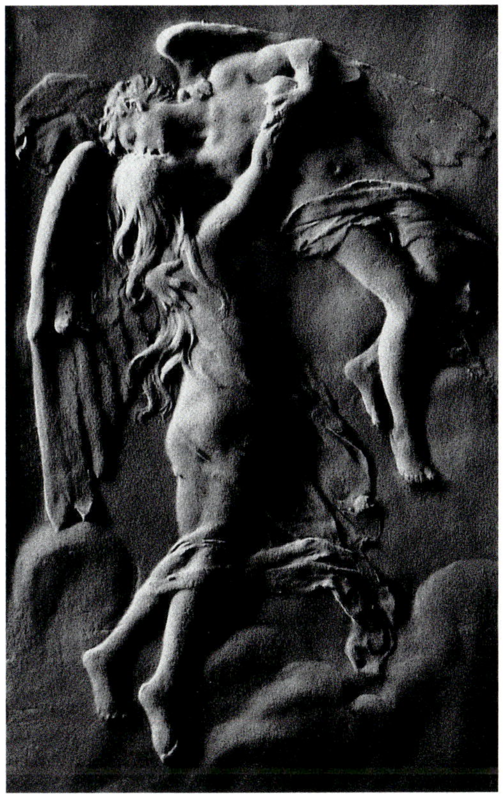

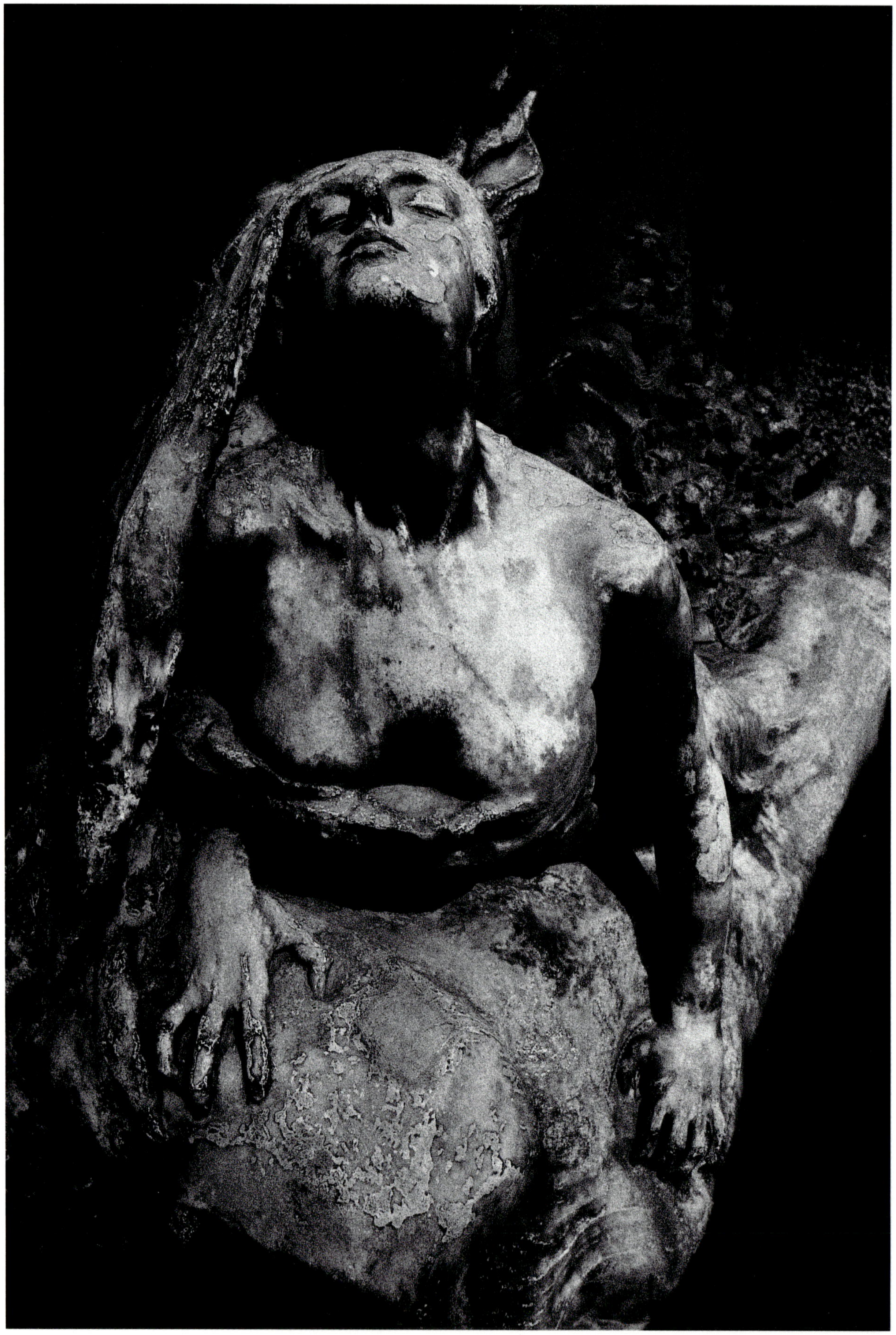

Gerald Axelrod
Fotografien

Liane Angelico
Gedichte

… denn weiter als der Himmel ist die Liebe

Fotografien über die Träume der Engel

Eulen Verlag

Reproduktion: SKRIPT Medientechnik, Freiburg i. Br.
Satz: Stückle Druck + Verlag, Ettenheim
Druck: Milanostampa, Mailand
ISBN 3-89102-463-0

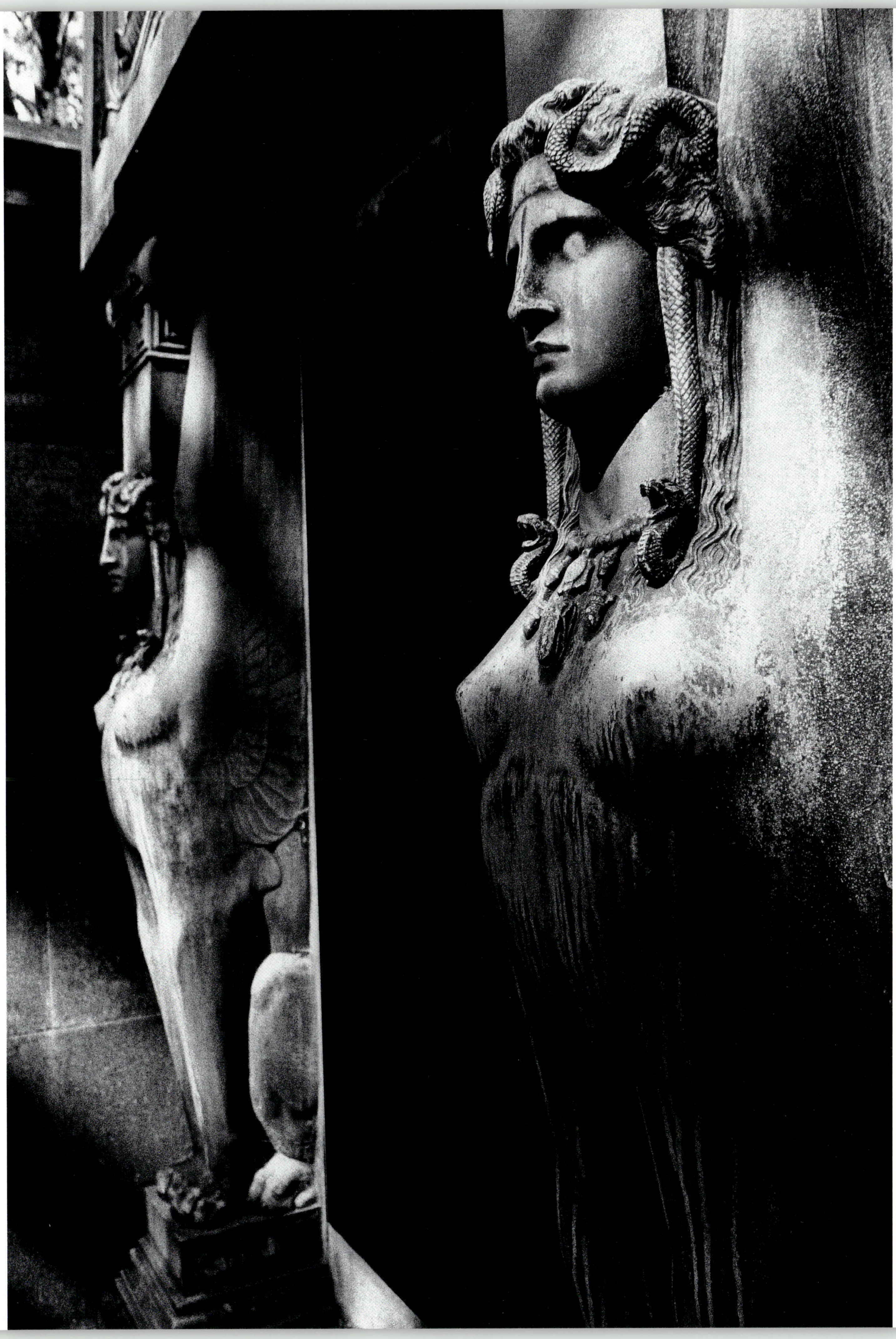

DIE TRÄUME DER ENGEL

Wovon träumen Engel? Man darf vermuten, vom selben wie die Menschen, nämlich vom Liebesglück. Engel verdanken ihre ungeheure Popularität ja nicht zuletzt dem Umstand, daß sie seit jeher als Inbegriff der Liebe gelten. Schon die alten Griechen und Römer stellten sich Eros bzw. Amor, den Gott der Liebe, als geflügeltes Wesen vor. Bekanntlich erhielt Amor (oder Eros, wie ihn die Griechen nannten) von den Göttern den Auftrag, goldene Pfeile in die Herzen jener Männer und Frauen zu schießen, die zueinander passen, damit sie sich ineinander verlieben. Andererseits sollte er bleierne Pfeile in die Herzen jener schießen, die nichts gemeinsam haben, damit sie sich aus dem Weg gehen. Wie wir aber aus leidvoller Erfahrung wissen, treibt Amor gerne Schabernack und schießt mit sichtlichem Vergnügen goldene Pfeile in die Herzen jener Menschen, die absolut nicht zusammenpassen, und bleierne Pfeile in die Herzen derjenigen, die eigentlich füreinander bestimmt sind.

In der jüdischen und christlichen Religion bekamen Engel eine ganze Reihe weiterer Aufgaben zugeteilt. Botenengel überbringen den Menschen Nachrichten Gottes, was zu ihren wichtigsten Pflichten gehört. Das Wort „Engel" stammt ja vom griechischen „angelos" ab, was Bote, Botschafter oder Verkünder bedeutet. Schutzengel bewahren die Menschen vor den Angriffen der Dämonen und wenden alles Unheil ab. Racheengel vollstrecken Gottes Urteile und bestrafen die Sünder. Wächterengel kontrollieren nicht nur den Eingang des Paradieses, damit die Menschen nach dem Sündenfall nie wieder in den Garten Eden zurückkehren konnten, sondern schützen auch den Himmel vor den Angriffen der Dämonen. Todesengel tragen die Seelen der Verstorbenen zum Himmel hinauf (und sind damit besser als ihr Ruf). Geheimhaltungsengel verhindern, daß sich Höllenengel in den Himmel einschleichen und die göttlichen Geheimnisse ausspionieren. Schreibeengel notieren alle guten und schlechten Taten eines Menschen im Buch des Lebens. Kriegsengel wehren Angriffe von Satans Armeen ab, die immer wieder versuchen, den Himmel zu erobern.

Seite 2:
Cimitero Generale, Turin

Seite 5:
Cimetière de Montmartre, Paris

Rechte Seite:
Cimitero di Staglieno, Genua

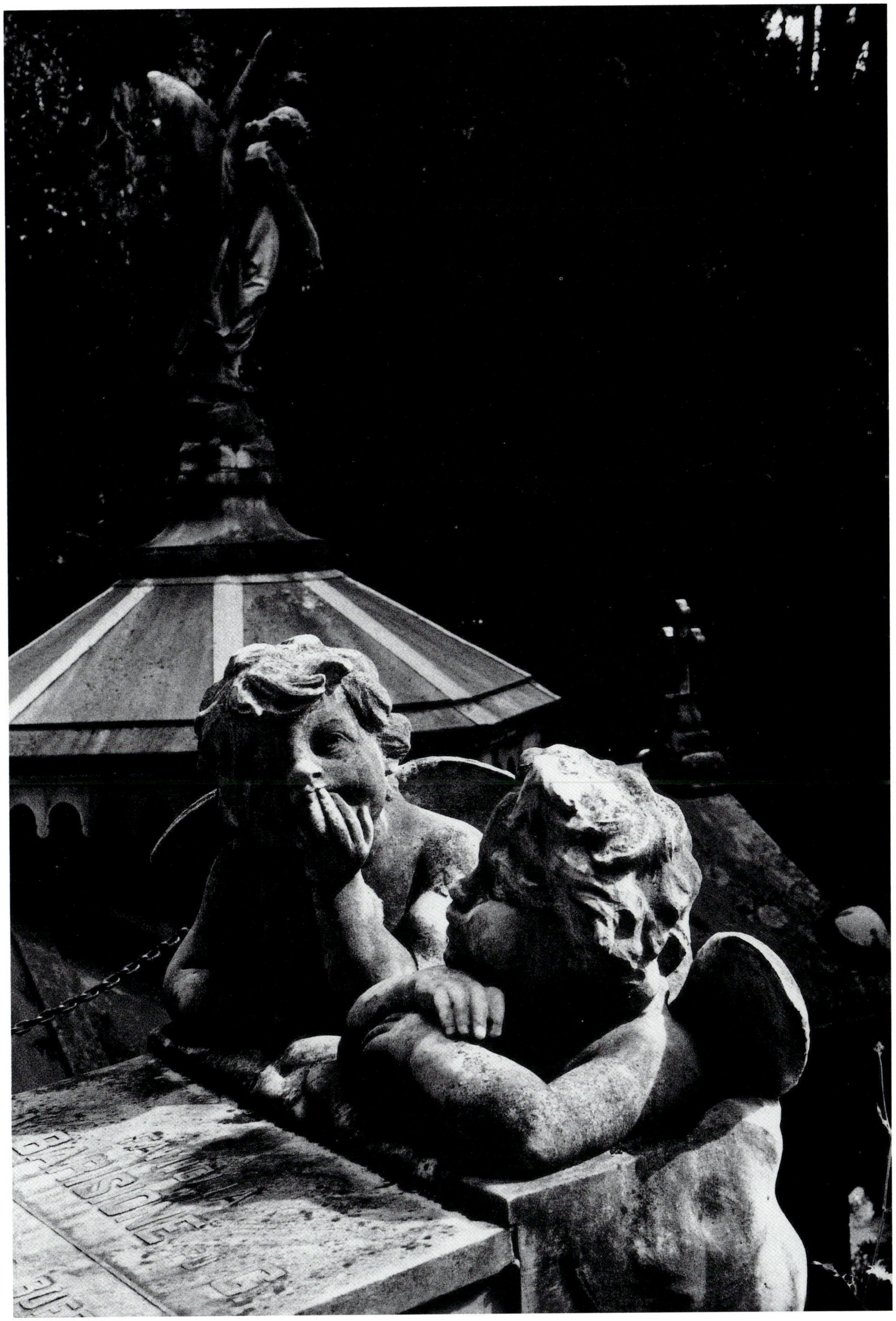

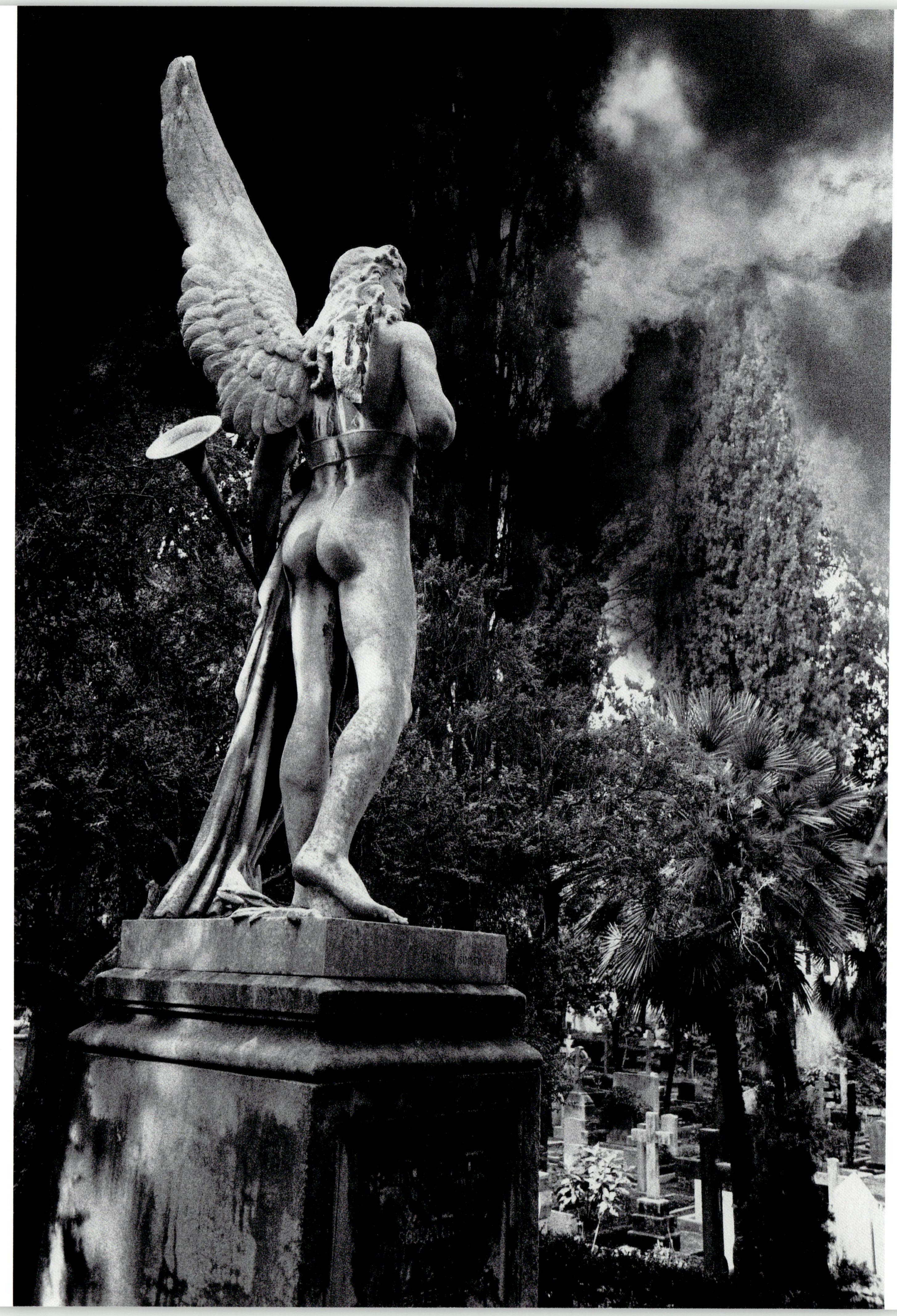

Doch wo ist die Liebe geblieben? Im Gegensatz zur Mythologie der Griechen und Römer, bei der Eros und Amor in die Beziehungen zwischen den Menschen eingreifen, steht im Judentum und Christentum die Liebe zu Gott an erster Stelle. Deshalb gehört es zu den Pflichten der Seraphim, der allerhöchsten Engel, diese Liebe in den Herzen der Menschen zu entflammen. Daneben gibt es aber eine Reihe von Liebesengeln, die für irdische Belange zuständig sind. Sie erreichten zwar nie Amors Berühmtheit, doch bedeutet dies nicht, daß ihre Hilfe weniger wirksam ist. Folgende Engel können in Liebesfragen angerufen werden:

Anael ist der Regent des Planeten Venus, der ja als Abendstern am Firmament leuchtet und als „Stern der Liebe" gilt. Venus war in der römischen Mythologie die Göttin der Liebe und Amors Mutter. Nach alter Vorstellung besitzt jeder Stern einen Engel als Regenten, und als Regent der Venus wurde Anael zum Schutzengel für Hochzeiten. Er leitet alles für die Eheschließung in die Wege und gibt dem Paar seinen Segen, damit der Bund auch wirklich fürs Leben hält.

Itqal ist der Engel der Zuneigung. Zu seinen Spezialitäten gehört es, Streitigkeiten zu schlichten und die Harmonie wieder herzustellen. Keine leichte Aufgabe in einer Ehekrise! Deshalb ist für die Anrufung Itqals auch ein besonderes Ritual erforderlich, bei dem man sechs Kerzen anzünden und Sandelholz als Räucherwerk verwenden soll.

Jeliel entflammt die Leidenschaft in den Herzen der Liebenden und sichert die Treue, indem er das Paar blind macht für andere Objekte der Begierde. An dieser Stelle sei auf den feinen Unterschied zwischen Leidenschaft und Lust hingewiesen. Während die Leidenschaft durchaus wünschenswert erscheint und in die Zuständigkeit des himmlischen Engels Jeliel fällt, gilt die Lust in den Augen der Kirche seit jeher als verwerflich. Kein Wunder, daß der Höllenengel Asmodeus, einer der höchsten Fürsten in Satans Reich, als Teufel der Lüsternheit, Sinnlichkeit und des Luxus auftritt.

Linke Seite:
Cimitero Protestante,
Rom

Tezalel sichert ebenfalls die eheliche Treue. Da Untreue wohl der häufigste Scheidungsgrund ist, verwundert es kaum, daß mit Jeliel und Tezalel gleich zwei Engel für die Treue verantwortlich sind.

Theliel hilft einer Verliebten (oder einem Verliebten), das Objekt ihrer (oder seiner) Begierde zu erobern. Theliel vermag die Gefühle eines Menschen zwar nicht direkt zu manipulieren, aber er kann eine günstige Gelegenheit herbeiführen, um die Flammen der Liebe zu entzünden.

Habiel besitzt ein besonderes Geschick, Menschen zu beeinflussen, die zwar verliebt sind, aber vor einer festen Bindung zurückschrecken. Er flößt ihnen Vertrauen ein, damit sie den Sprung in die Ehe riskieren.

Der Vollständigkeit halber sei noch ein weiterer Engel erwähnt, der zwar zu den Liebesengeln zählt, heute aber wohl nur noch selten angerufen wird: Tahariel, der Engel der Keuschheit. Seine Aufgabe besteht darin, man kann es unschwer erraten, die Keuschheit bis zur Eheschließung zu sichern.

Diese Ausführungen zeigen, daß Engel einen entscheidenden Einfluß auf das Liebesleben der Menschen haben können. Doch nun wollen wir uns noch kurz einer ganz anderen Frage zuwenden: Verwandeln sich die Seelen der Menschen nach dem Tode in Engel? Die Bibel gibt darüber keine genaue Auskunft, so daß die Kirchenväter dieses Thema jahrhundertelang diskutierten. Nach vorherrschender Meinung wurden Engel bereits am ersten Schöpfungstag erschaffen, während Adam am sechsten Tage an die Reihe kam. Dies spricht gegen eine Gleichstellung von Menschen und Engeln. Doch im 13. Jahrhundert schrieb Thomas von Aquin seine „Summa Theologica“, in der er alles zusammentrug, was man bis dahin über Engel wußte, um daraus logische Schlußfolgerungen abzuleiten. Seiner Meinung nach können die Seelen der Menschen eine so große Herrlichkeit erreichen, daß sie den Engeln gleichkommen und mit ihnen auf einer Stufe stehen, auch wenn immer ein „Naturenunterschied“ zwischen Menschen und Engeln bleiben wird.

Rechte Seite: Zentralfriedhof, Wien

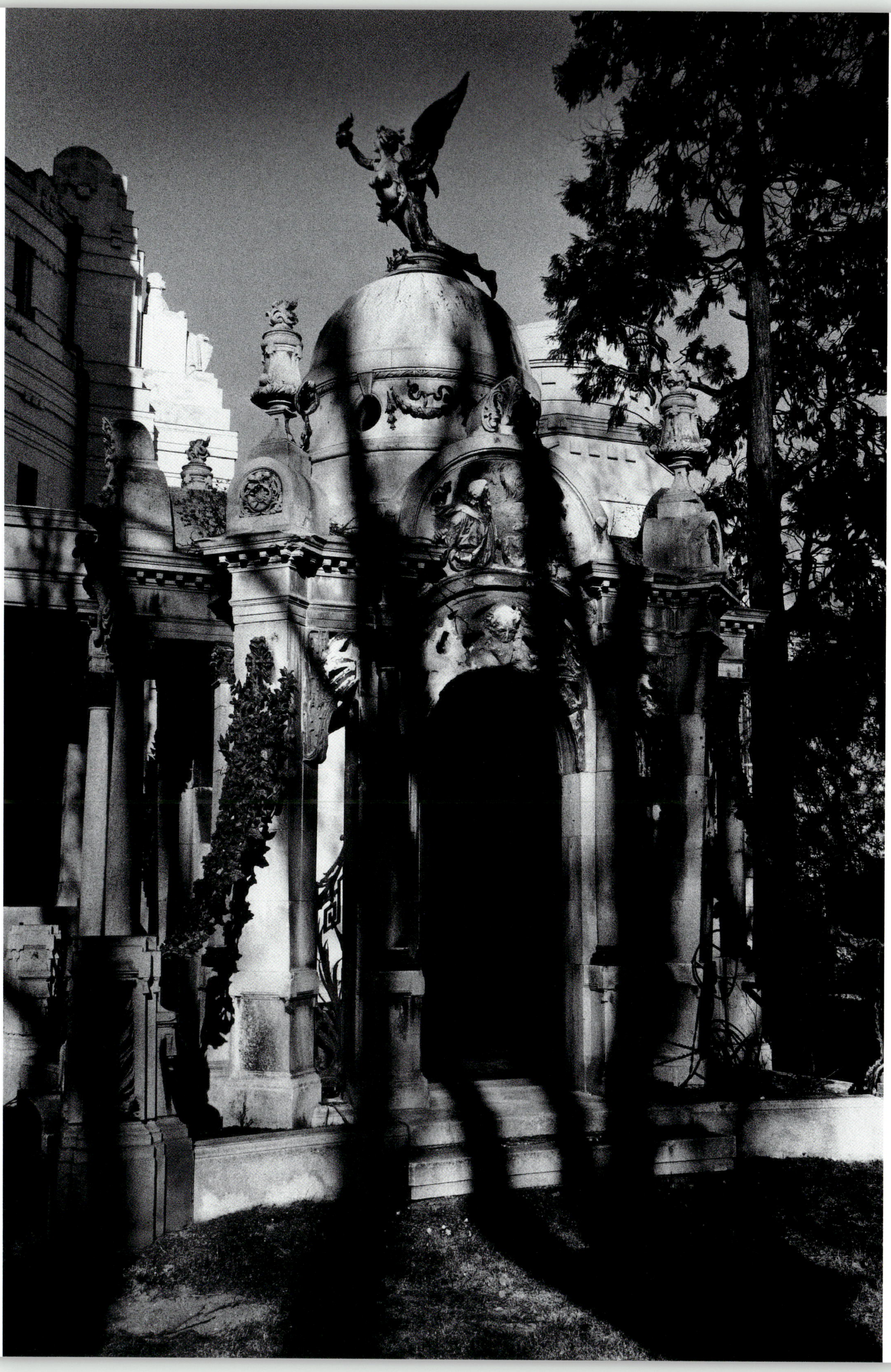

ROMANTISCHE LIEBE IM 19. JAHRHUNDERT

Zu Beginn des 19. Jahrhunderts traten zwei Entwicklungen ein, die das Bild der Grabskulpturen entscheidend beeinflußten: die Entstehung der Totenstädte und das neue Liebes-Ideal der Romantik.

Während des ganzen Mittelalters wurden die Toten in Massengräbern verscharrt, die in der Dorfmitte lagen. Bis zum 18. Jahrhundert funktionierte dieses System, doch dann stieg die Seuchengefahr wegen der wachsenden Zahl der Toten immer stärker an. So entschlossen sich die Städteplaner in ganz Europa in der ersten Hälfte des 19. Jahrhunderts zu einer radikalen Neulösung und ließen riesige Friedhöfe außerhalb der Städte errichten, mit monumentalen Gebäuden, Säulengängen, großzügigen Wegen und Bäumen.

Die neuen Totenstädte boten reichen Bürgern die Möglichkeit, mit pompösen Familiengräbern ihren Wohlstand zu demonstrieren. Ärzte, Rechtsanwälte, Notare, Apotheker, Professoren, Generäle, Fabrikanten, Architekten, hohe Beamte und Ingenieure gaben bei den Bildhauern prunkvolle Statuen in Auftrag. Den Höhepunkt erreichte diese Friedhofskultur in der Zeit von 1850 bis 1920. Nach dem Ersten Weltkrieg ließ das Interesse schlagartig nach, und es setzte eine völlige Verdrängung des Todes ein, die bis heute andauert.

Die Bildhauer, die die Skulpturen anfertigten, verstanden sich nicht als Diener der Kirche, sondern als freie Künstler. Sie ließen sich von der Romantik inspirieren, die ab der Mitte des 18. Jahrhunderts ein neues Liebes-Ideal verkündete: die leidenschaftliche Liebe, die vor jener Zeit eher die Ausnahme war. Als Regel galt die Vernunftehe, bei der die Heiratskandidaten ihren Partner kaum je selbst aussuchen konnten.

Die von der Romantik geforderte Liebesheirat setzte sich zwar nach und nach in allen Gesellschaftsschichten durch, doch bald traten die Schattenseiten zutage: Die leidenschaftliche Liebe erwies sich als wesentlich unbeständiger und vergänglicher als die Vernunftehe. Um den Traum von ewiger Liebe trotzdem verwirklichen zu können, entstand die Vorstellung, daß die Liebe über den Tod hinausgehe. Der Tod trennt also nicht mehr, sondern verbindet die Liebenden im Jenseits.

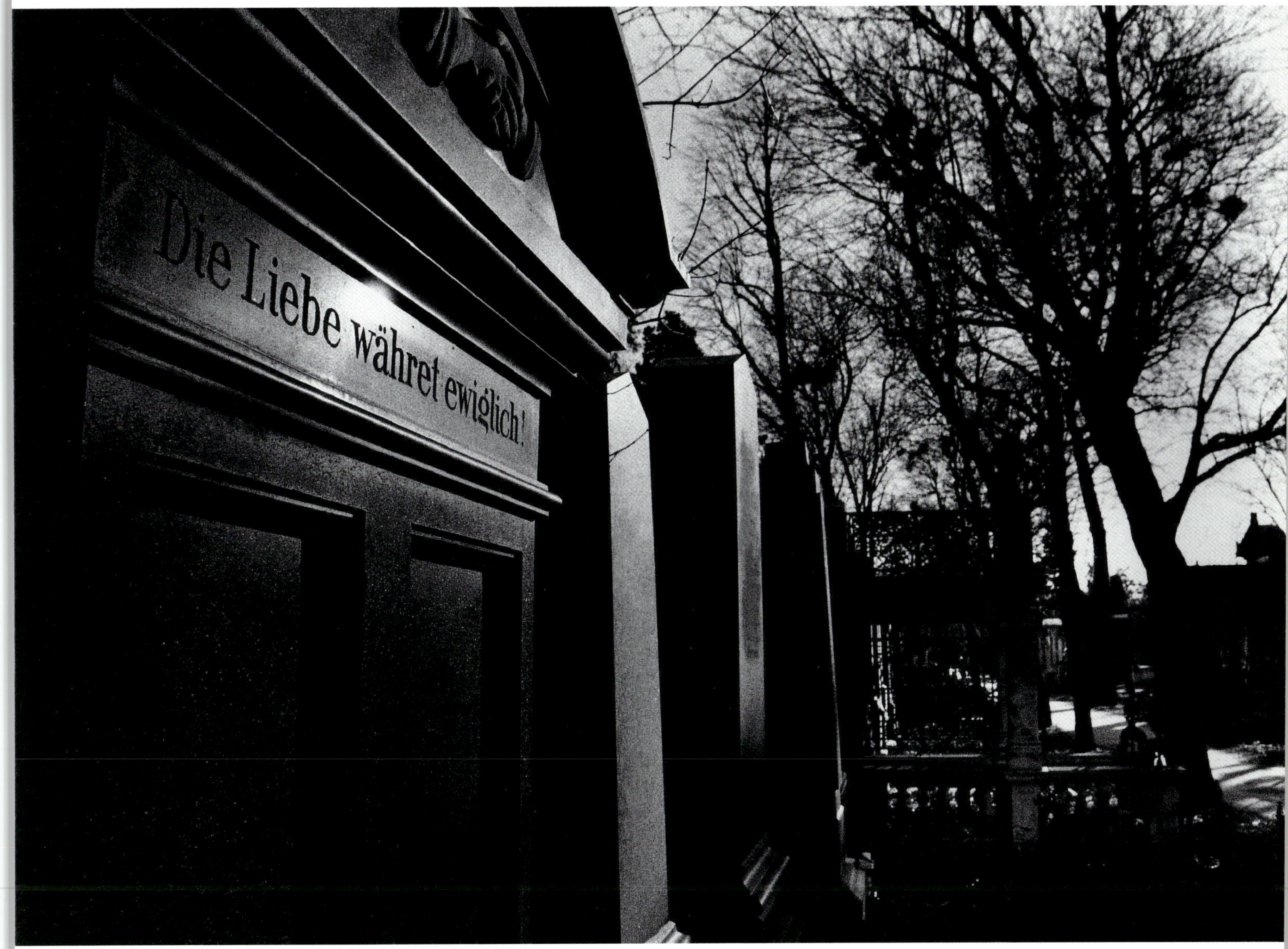

Oben:
Zentralfriedhof,
Wien

Seite 14:
Zentralfriedhof,
Wien

Seite 15:
Cimitero Cattolico di
S. Anna, Triest

Die ewig währende Liebe mag heute immer weniger der Realität entsprechen, doch vielleicht ist sie gerade deshalb das (selten erreichte) Ideal geblieben. Wir träumen von der romantischen Liebe, die unserem Körper Glück und unserer Seele Frieden bringt – und mit der wir schließlich ins Reich der Engel eintreten. Denn weiter als der Himmel ist die Liebe.

Gerald Axelrod

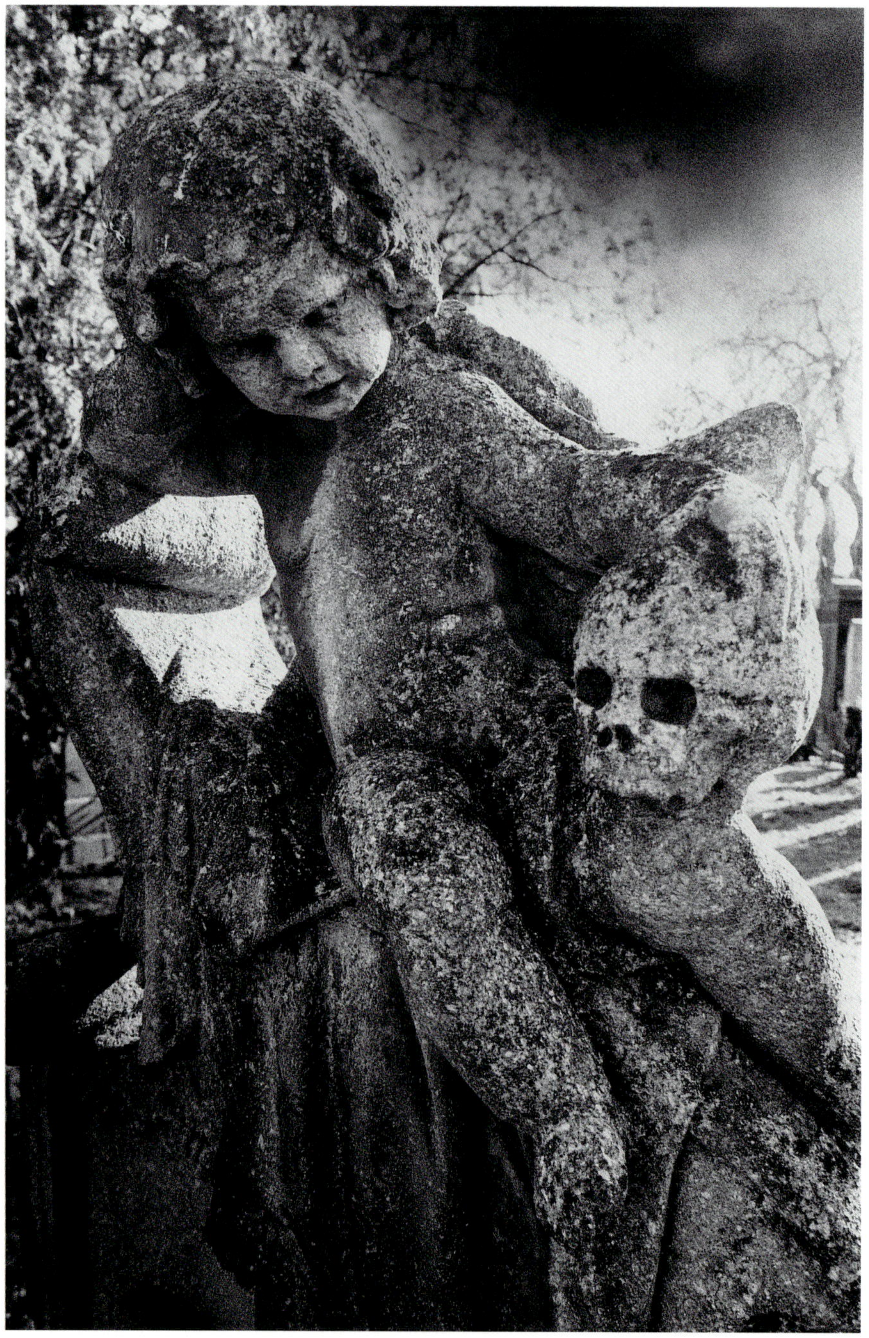

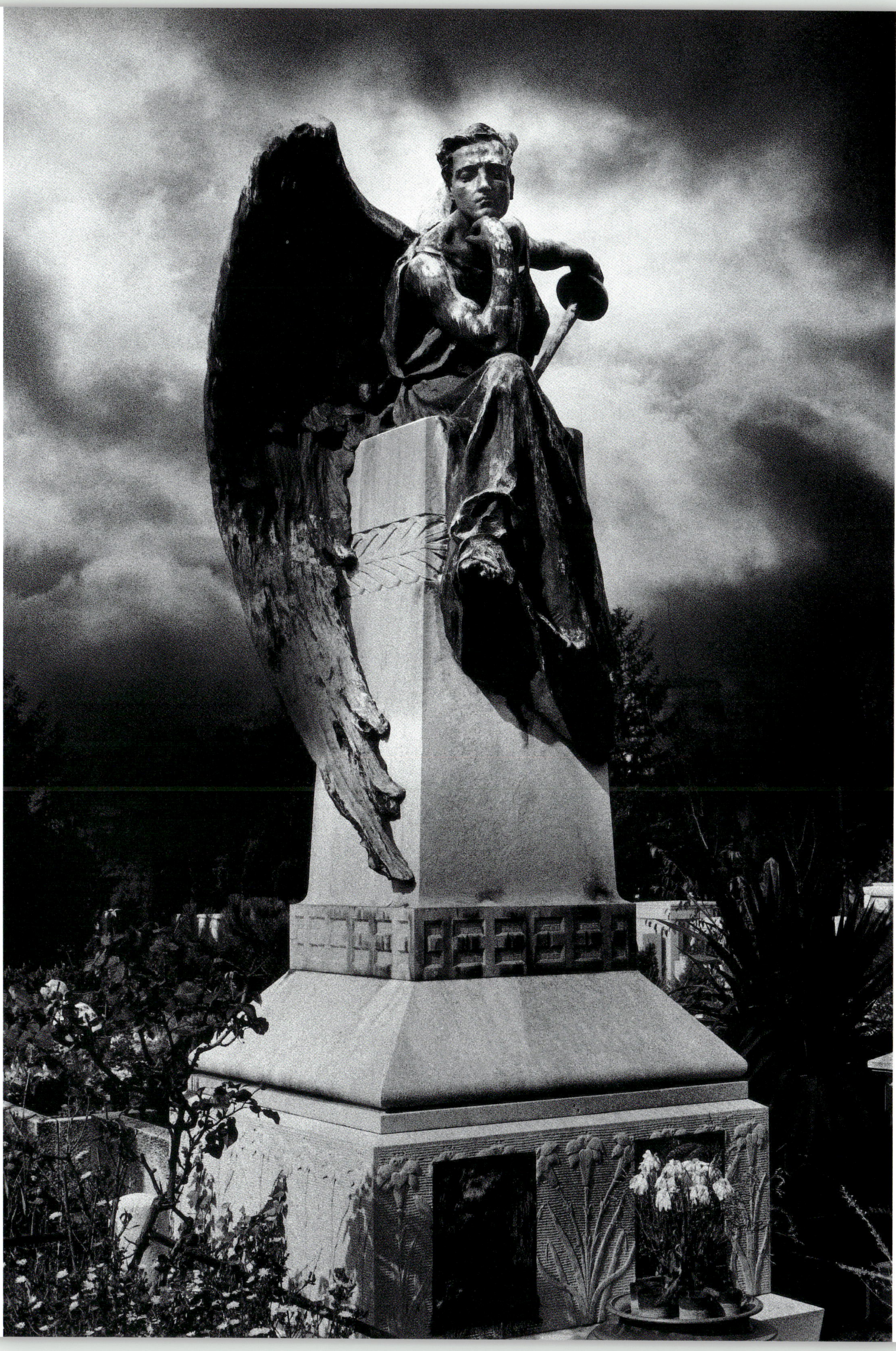

Ende einer Suche

Jemanden zu verlieren,
den man geliebt,
ist wie ein Schwert, das ins Herz sticht.

Jemanden sterben zu sehen,
den man begleitet,
ist wie das Verwelken einer Rose.

Jemanden nicht loszulassen,
den man beweint für lange Zeit,
ist wie ein Anfang ohne Ende.

Jemandem nachzutrauern,
den Worte nicht wiederbringen können,
ist wie ein Weg ohne Ziel.

Jemanden in Erinnerung zu behalten,
so wie er früher war,
ist wie das Ende einer Suche.

Rechte Seite:
Cimitero Monumentale,
Mailand

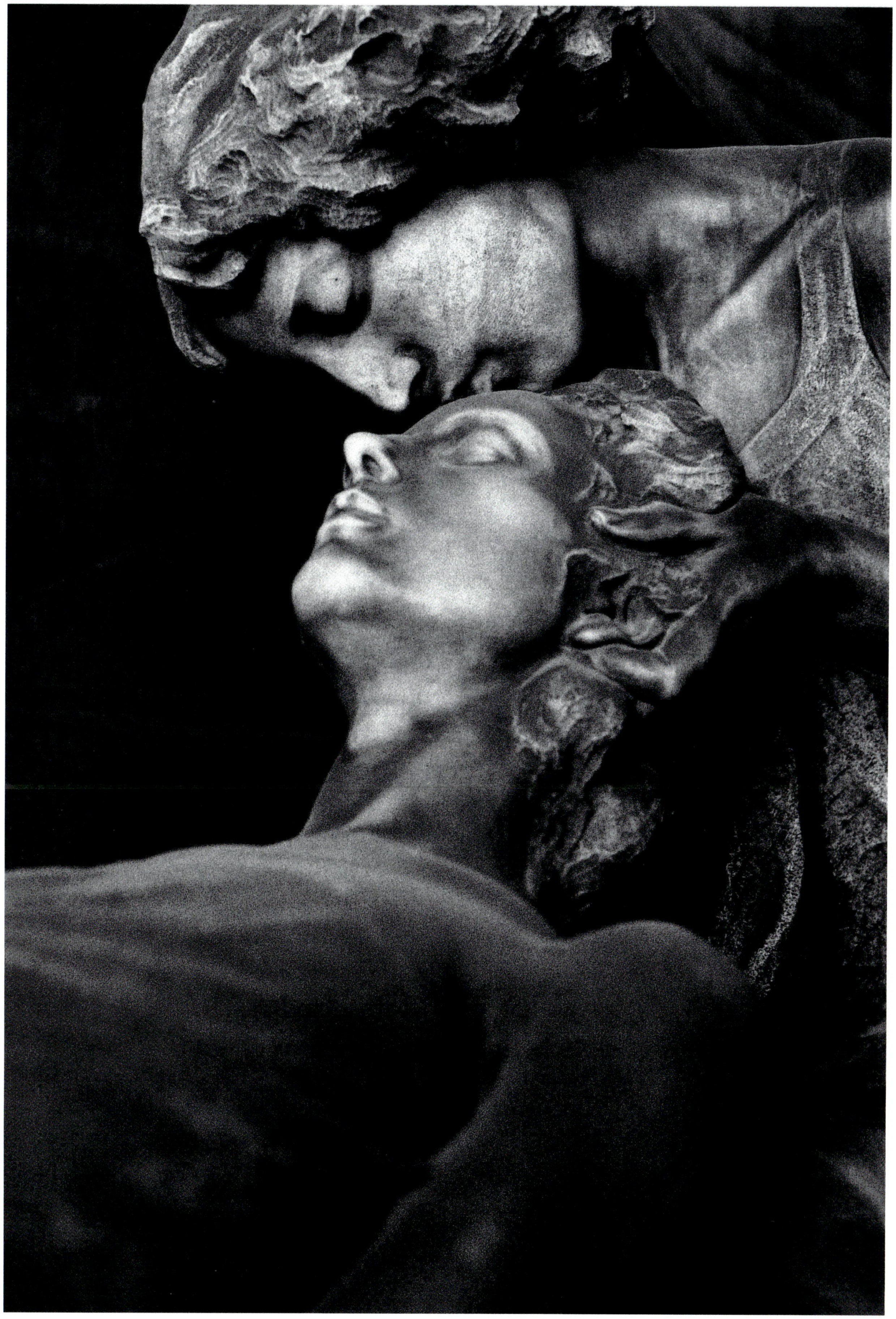

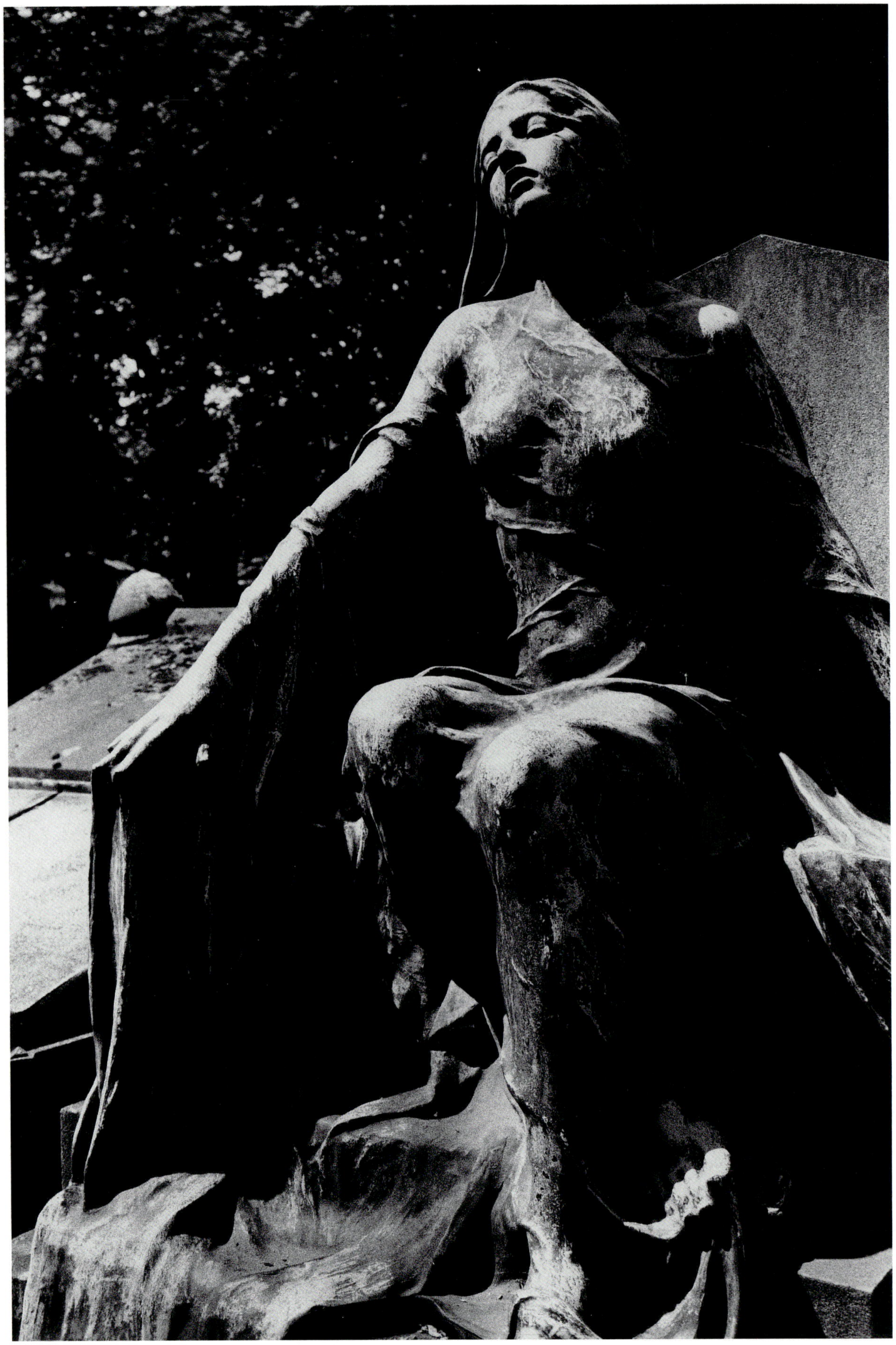

Nie

Erfreue mein Herz mit Worten,
die so zärtlich in mir versinken,
als ob Engel für mich singen.

Begleite mein Leben durch die Zeit,
die uns geschenkt,
und frage nie nach dem Sinn!

Schenke mir die Liebe im Herzen,
damit ich mich geborgen fühle,
als ob ich mit Engeln schwebe.

Reiche mir die Hand durch die Zeit,
die uns mit Glück erfüllt,
und blicke nie zurück!

Nichts soll uns trennen,
denn himmlisch ist dieser Traum,
als ob wir selbst Engel wären.

Blicke mit mir durch das Tor der Zeit,
das uns erwartet,
und nie mehr werden wir weinen!

Linke Seite:
Cimetière de Montmartre, Paris

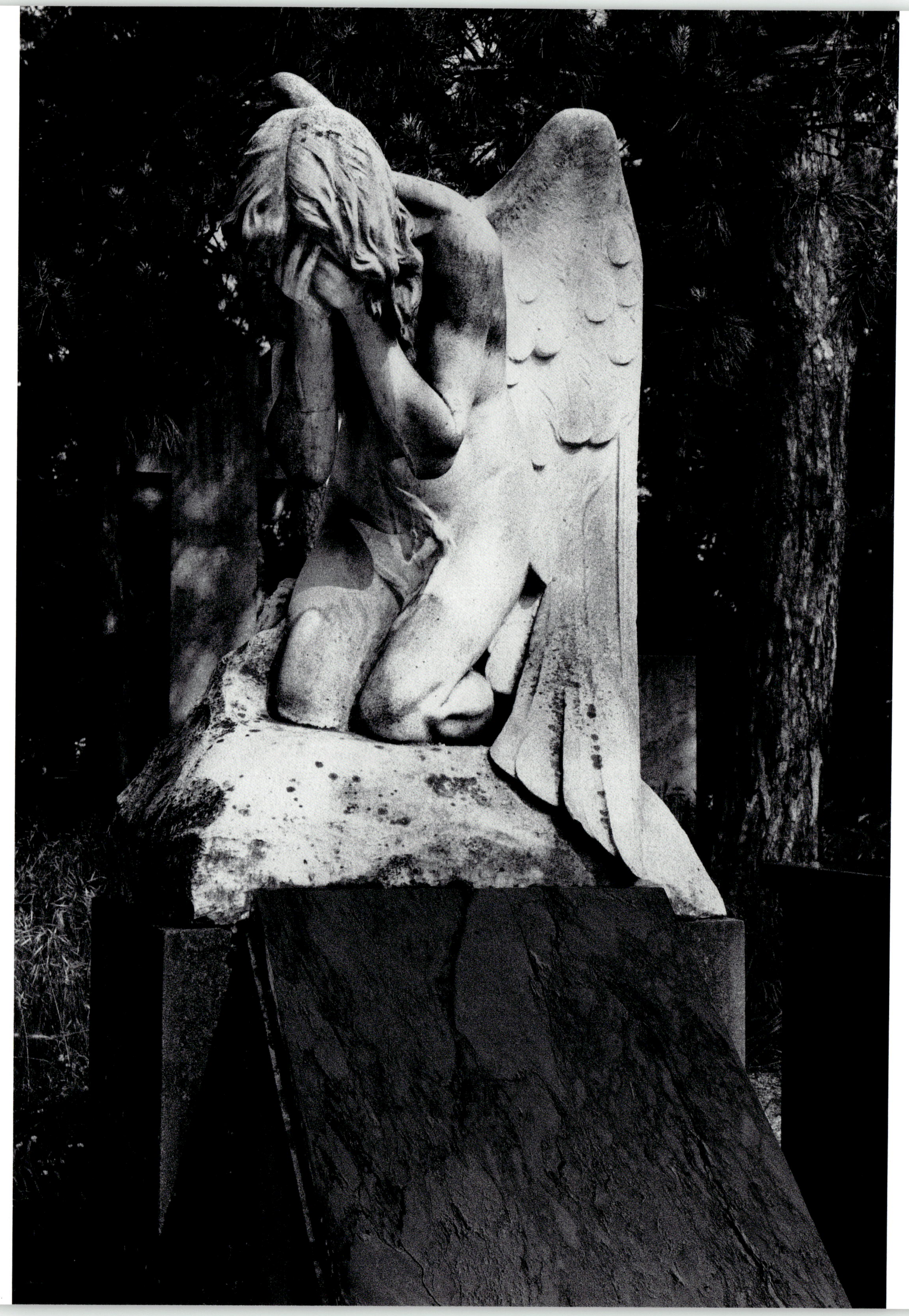

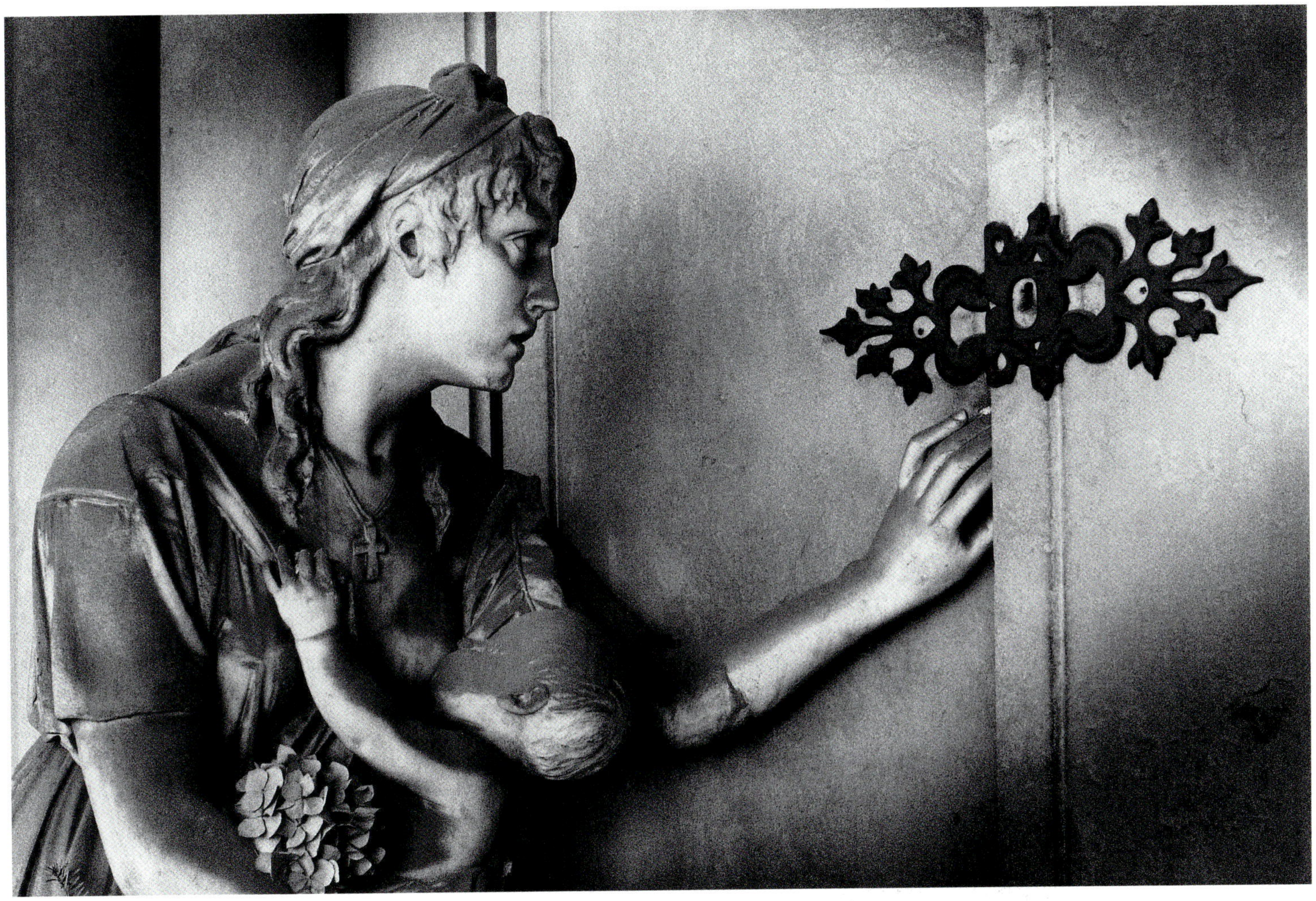

Oben:
Cimitero Monumentale, Mailand

Rechte Seite:
Cimitero Civico, Cremona

Seite 22:
Zentralfriedhof, Wien

Seite 23:
Cimitero, Pavia

Süßer Stern

Als du geboren wurdest,
regnete es die ganze Nacht.
Aber nicht, weil es regnen sollte,
sondern weil der Himmel
um den süßesten Stern weinte,
den er verloren hatte.

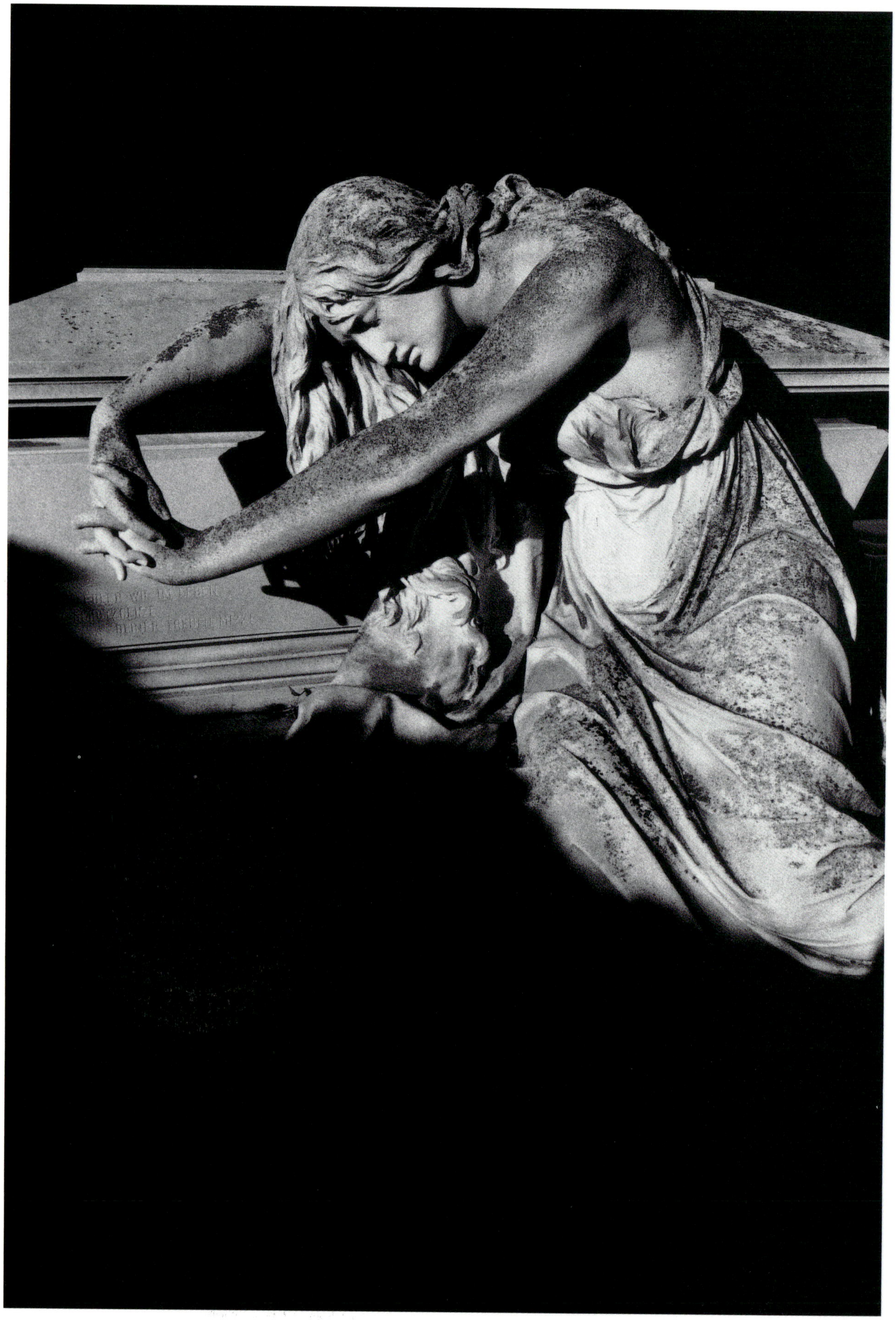

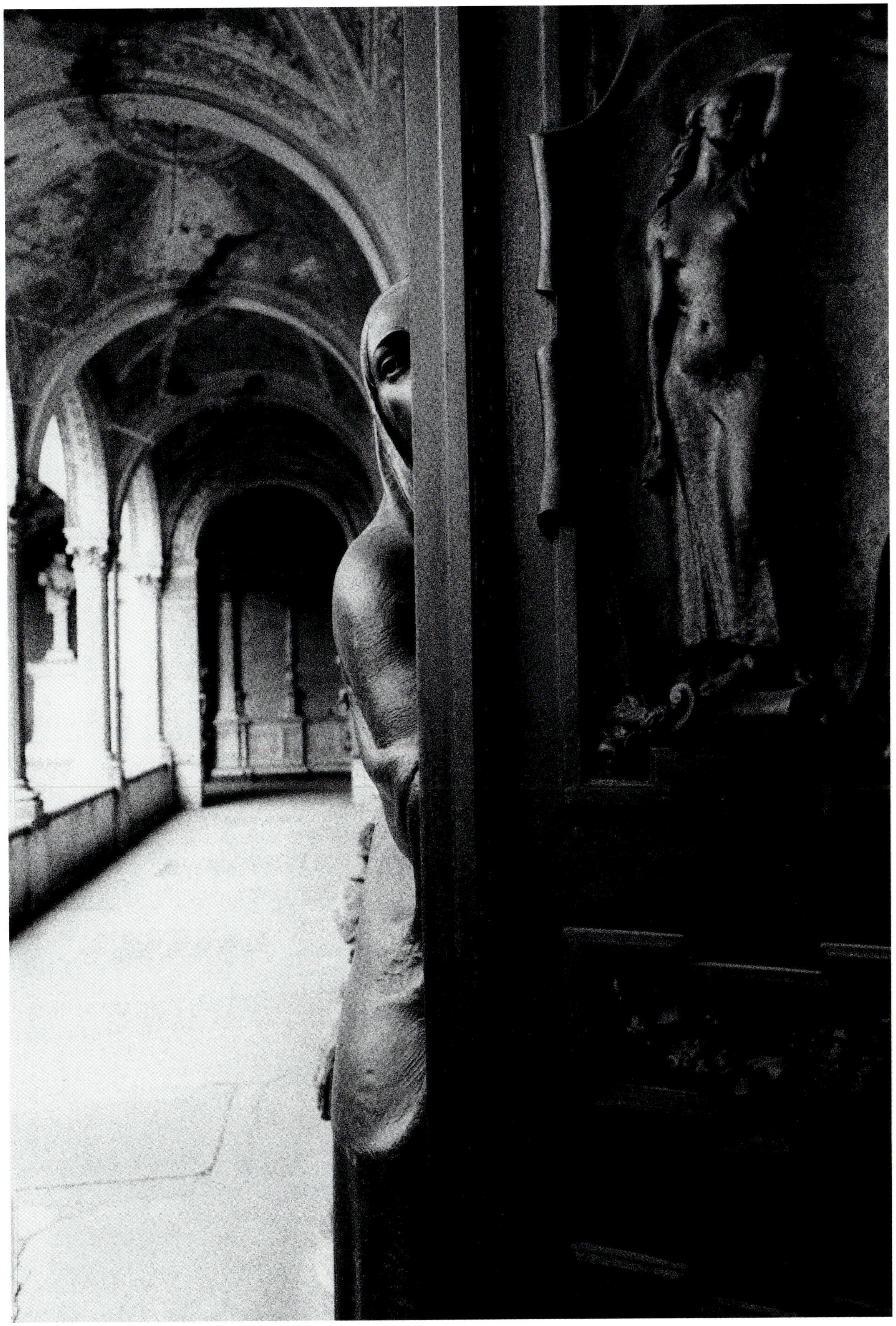

Traum

Gestern schritt ich durch ein stilles Tal,
hoch die Berge zu beiden Seiten,
als wären sie die Stützen des Himmels.
Angst spürte ich keine,
denn wohin der Weg mich führte, wußte ich nicht.

Steinig und kalt war der einsame Pfad,
bedrohlich die Felsen um mich herum,
als wären sie die Wächter des Tals.
Noch konnte ich mich nicht erinnern,
doch wohin der Traum mich führte, sollte sich zeigen.

Später durchschritt ich ein kleines Dorf,
unheimlich die Häuser zu beiden Seiten,
als wären sie Zeugen dieser Zeit.
Neugier überkam mich
und eine Vorahnung ließ mich erschauern.

Einsam und verlassen lag der Ort vor mir,
bedrückend die Ruinen,
als hüteten sie schreckliche Geheimnisse.
Furcht umklammerte mein Herz,
denn wohin mein Weg führte, wußte ich nun!

Am Ende stand ich vor der alten Kirche,
hoch in den Himmel ragend die Türme,
als wären sie Brücken in die Ewigkeit.
Wissen durchflutete mich,
doch mein Leben soll so nicht enden!

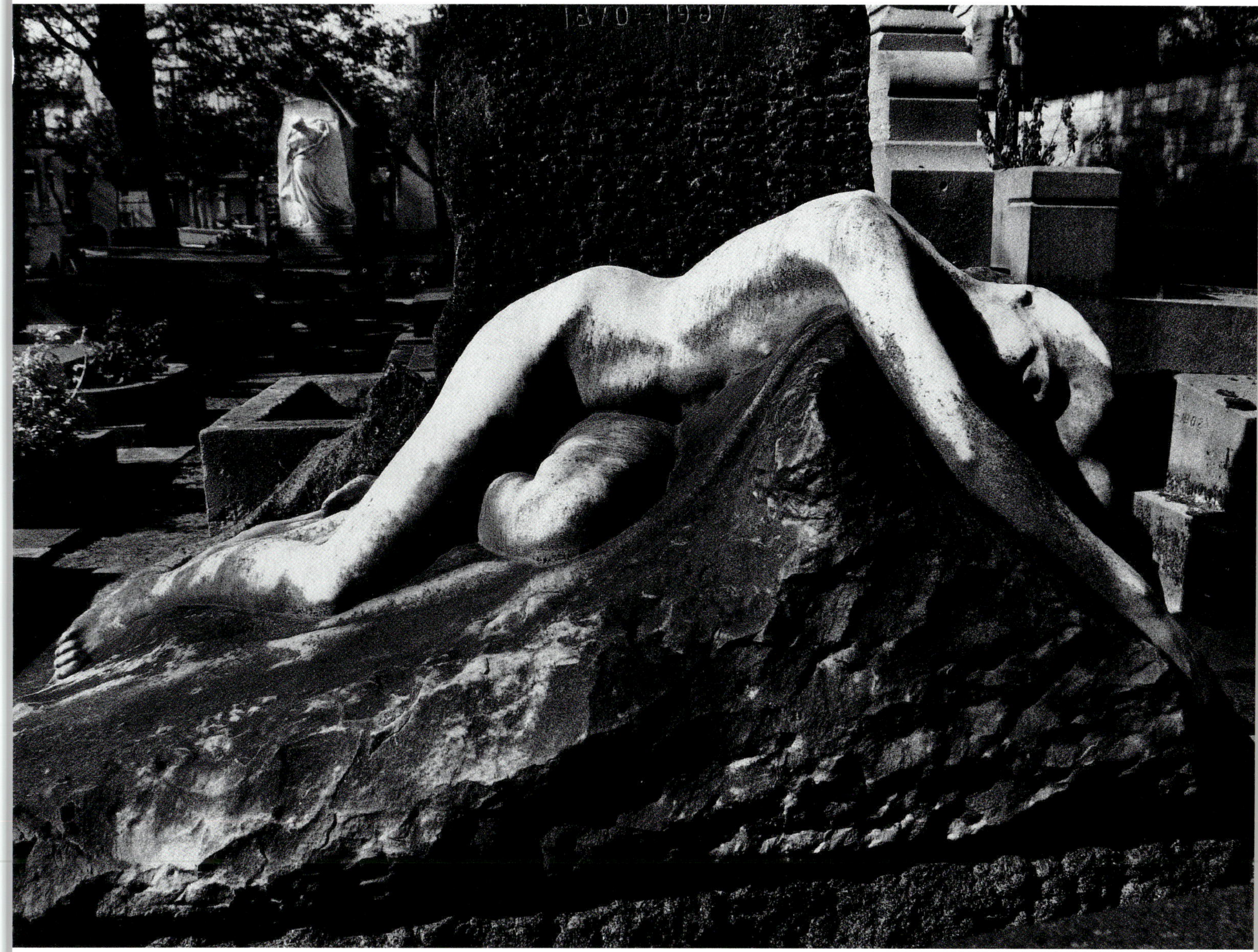

Unheimlich und tot war dieser Ort.
Fordernd der verfallene Friedhof,
als wäre er der Hüter meiner Seele.
Erinnerungen erwachten in mir,
denn das kalte Grab dort war das meine!

Gestern versank ich in der feuchten Erde,
hoch die alten Kreuze zu beiden Seiten,
als wollten sie nach dem Leben greifen …

Oben:
Cimetière Montparnasse,
Paris

Herr der Schatten

Herr der Schatten,
ich folge dir nicht in die Dunkelheit!
Meine Seele entreiße ich deinen Händen,
denn das Leben ruft nach mir.
Kehr um und hab Erbarmen mit meiner Seele,
weil ich noch nicht Abschied nehmen will.
Ich schenke doch alle Liebe dem,
der das Gleiche fühlt wie ich.

Herr der Schatten,
warte nicht auf mich, weil ich dir nicht gehorchen werde!
Mein Leben gebe ich in die Obhut der Engel,
sobald meine Stunde naht.
Nie mehr sollst du wiederkehren,
um meine Seele zu fordern.
Ich verweile bei meiner Liebe,
mit der ich eines Tages ins Licht gehen werde.

Rechte Seite:
Cimitero Monumentale,
Mailand

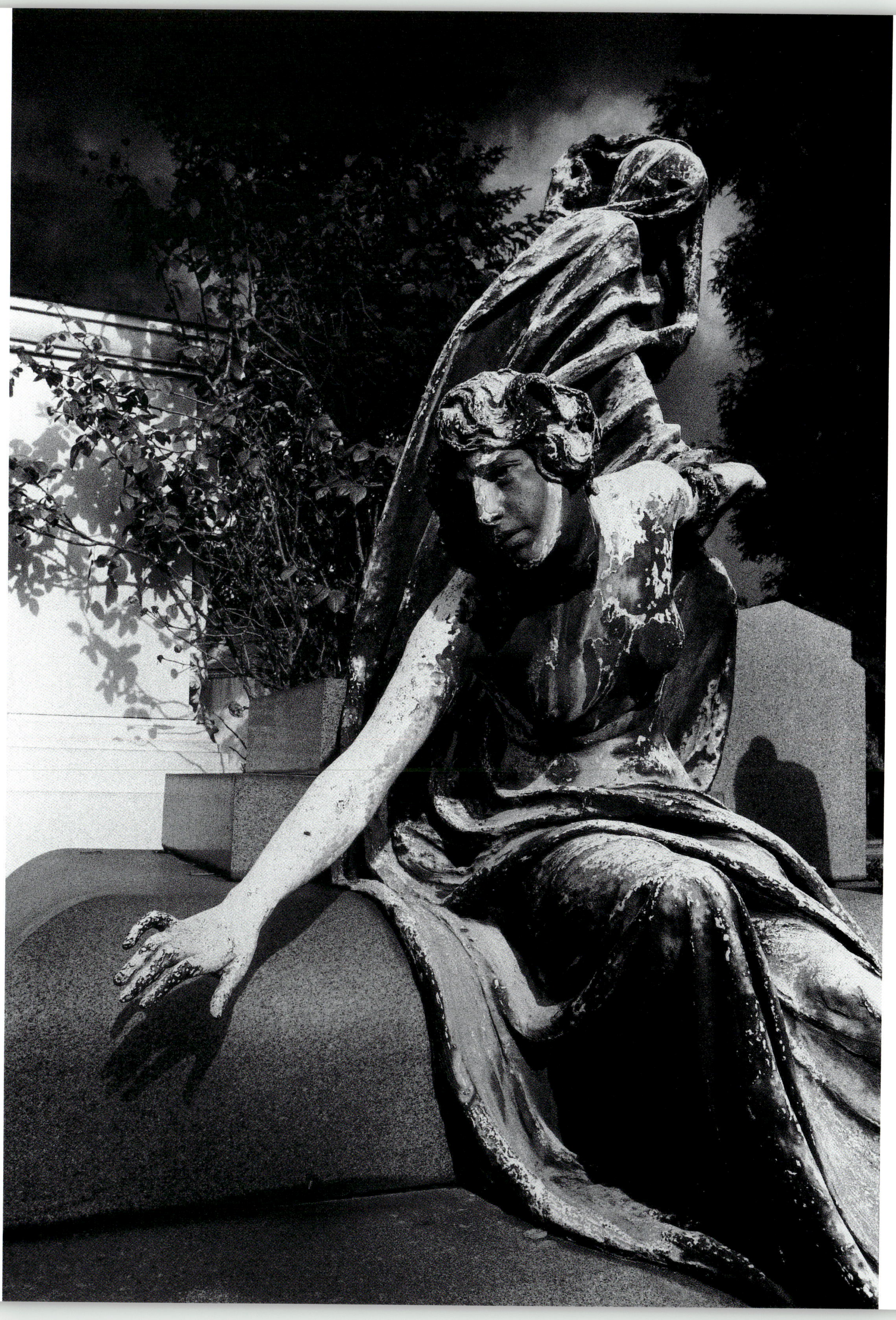

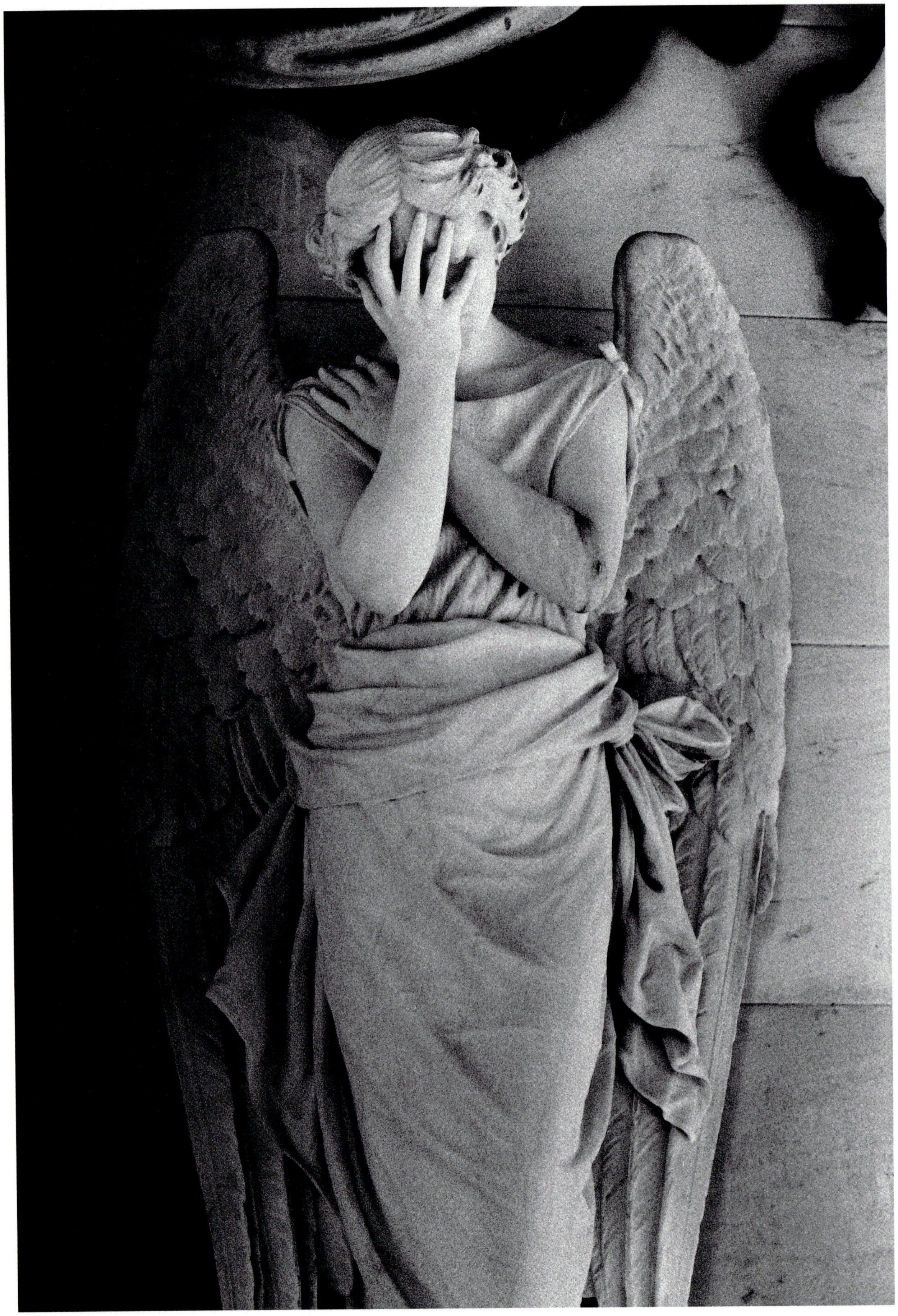

Engel aus Stein – die erste Begegnung

Kalt und einsam stehst du da, wartend, bis ein Freund deine Stätte besucht. Tot und dennoch lebendig verharrst du. Augen, als ob Feuer in ihnen wäre, blicken mich an und erzählen mir unglaubliche, aber auch unheimliche Geschichten.

„Als mein Körper von Menschenhand geformt wurde, herrschte der Glaube an Engel! Als Beschützer von Kirchen und Friedhöfen wurden wir erschaffen. Wegweisend für alle, die Glauben suchten in einer Zeit der Dunkelheit. Strahlen des Himmels nannten sie uns, im Gedenken an unsere Herkunft.

Doch die Zeit veränderte den Geist der Menschen. Vergessen und zerstört wurden unsere Plätze, die den Weg zum Himmel weisen sollten. Zerfallen und zerbrochen warten wir seither auf den Tag, an dem die Liebe zu uns wieder erwacht. Jahrhundertelang blickte ich unverstanden zum Himmel und wartete darauf, daß sich auch für mich ein Herz öffnen möge.“

Nur ich allein erkannte die Tränen in den Augen des Engels. Mitleid und Verstehen begleiteten von da an mein Leben und ich erzählte weiter die Geschichte von meinem Freund, dem Engel aus Stein.

Linke Seite:
Cimitero Urbano di S. Vito, Udine

Seite 30:
Cimitero Urbano di S. Vito, Udine

Seite 31:
Place Saint-Michel, Paris

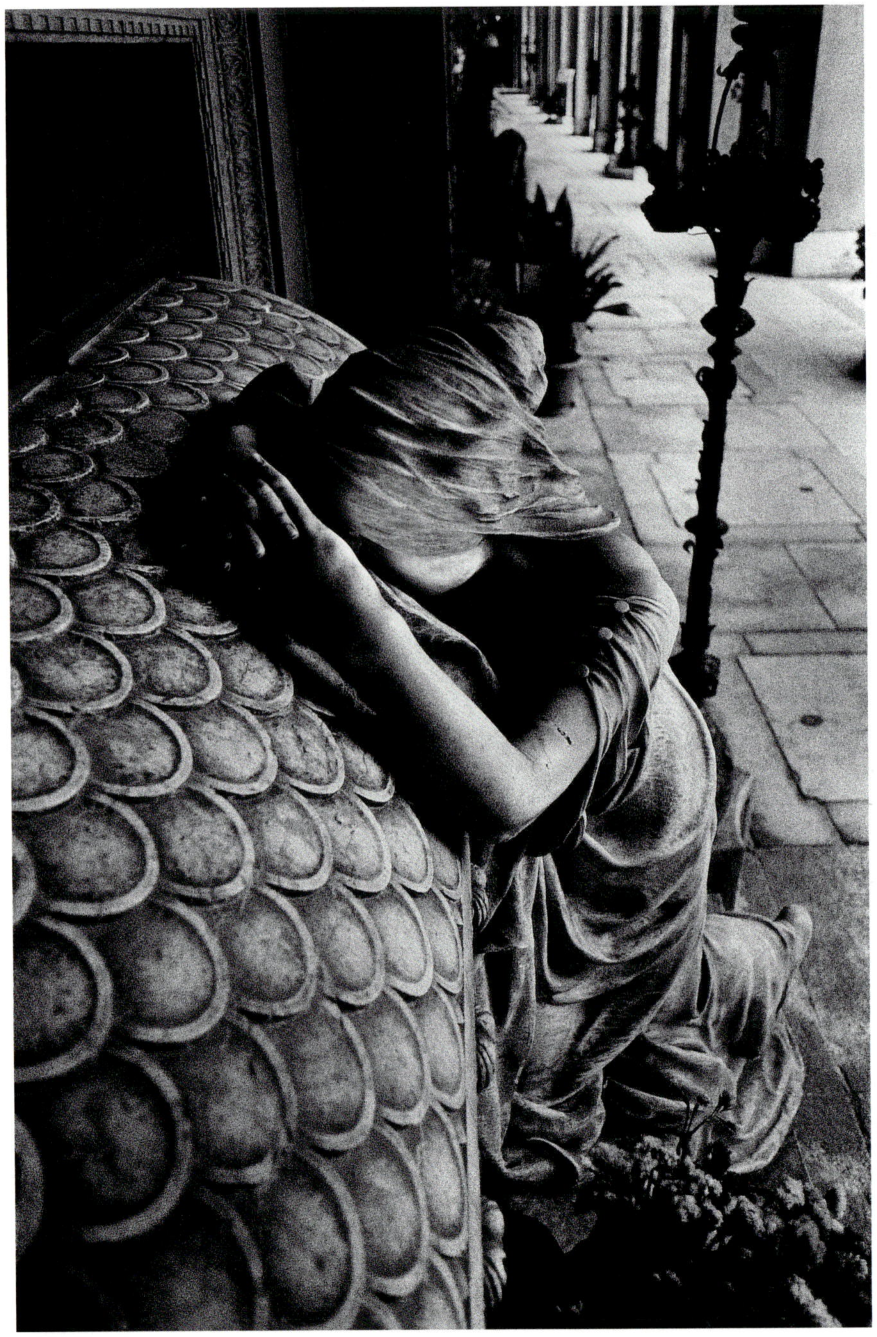

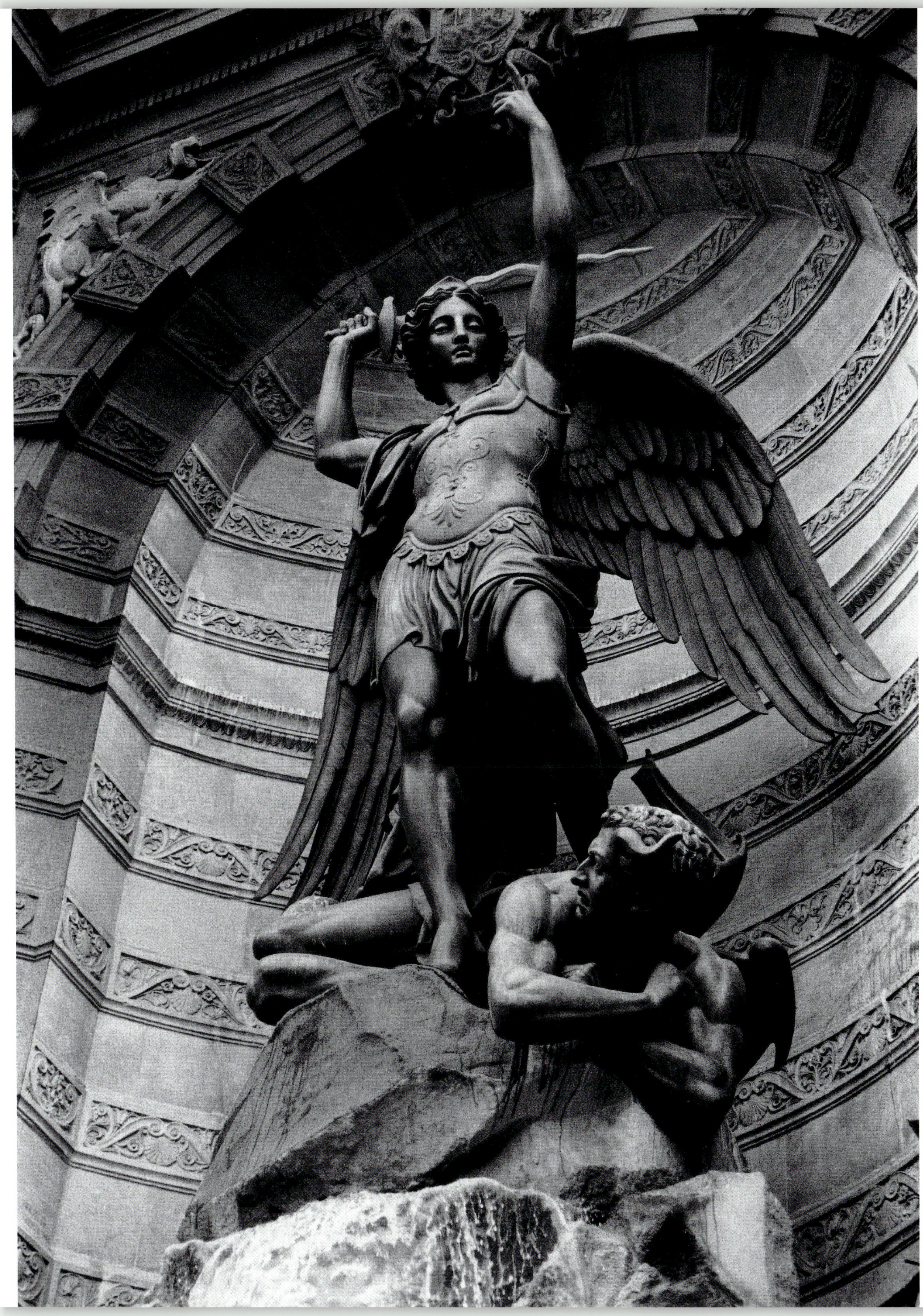

Spiele

Wenn die Erinnerungen in mir erwachen,
erblicke ich die schönsten Stunden des Lebens:
die Spiele mit der Liebe und wie ich mich darin verlor.
Doch meine Träume bleiben immer bei mir.
Und eines Tages schenkte ich dir mein Herz,
um auch deine Liebe zu entflammen.

Langsam verstreicht die Zeit,
und ich lege mein Leben in deine Hände,
weil du meine Träume formst.
Die Spiele mit den Gefühlen und das Erwachen der Liebe
halten mich gefangen in einem Zauber.
Und einen Herzschlag lang denke ich so innig an dich,
daß er zur Ewigkeit wird.

Das Leben verrinnt und ich blicke in die Träume,
die du mir schenktest in deiner unendlichen Sanftheit.
Die Spiele verliebter Herzen ließen uns zusammenwachsen,
da unsere zärtlichen Worte auf ewig binden.
Mit deiner Liebe werde ich in die Träume versinken,
weil aus unseren Spielen Wahrheit wurde.

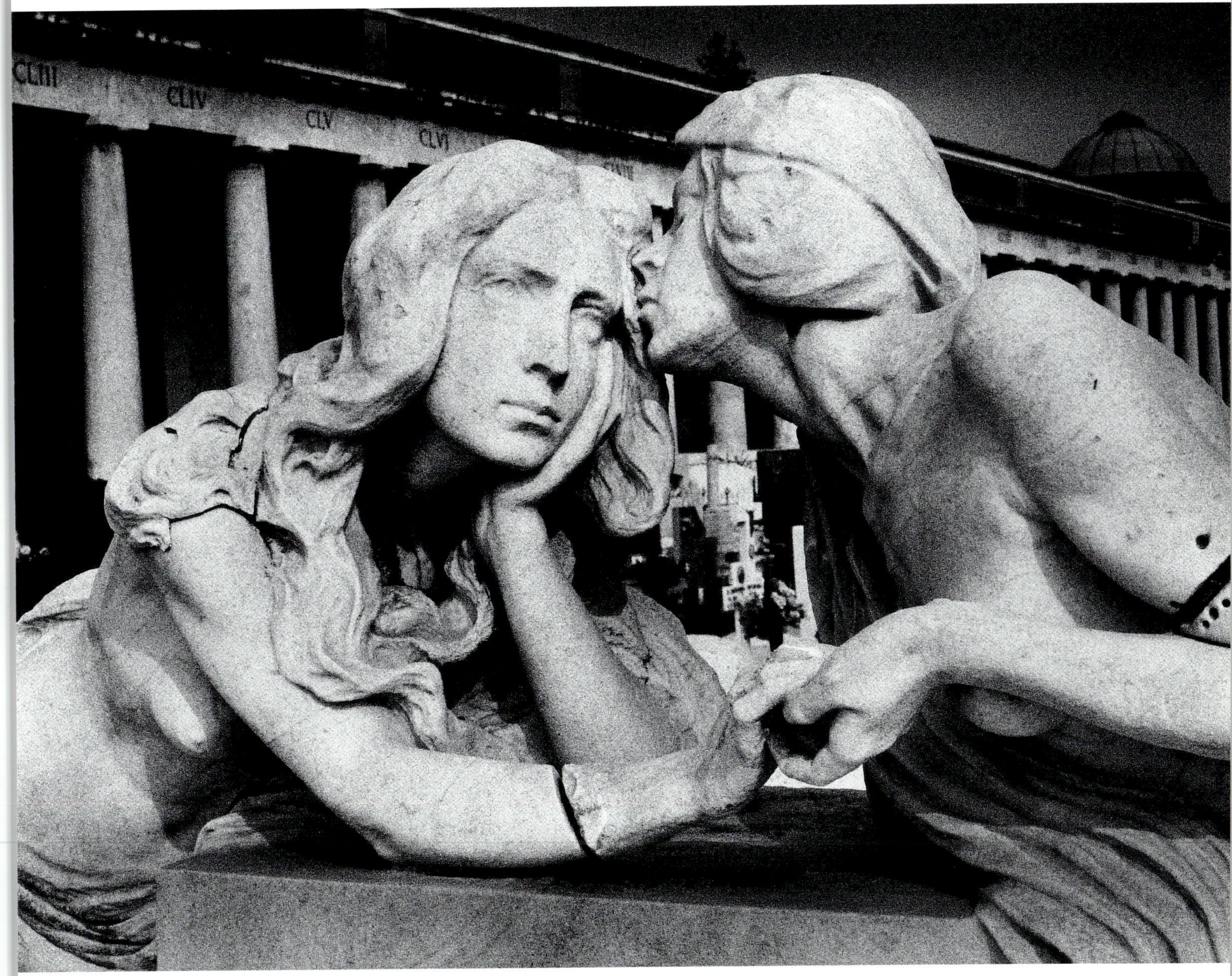

Oben:
Cimitero Monumentale,
Verona

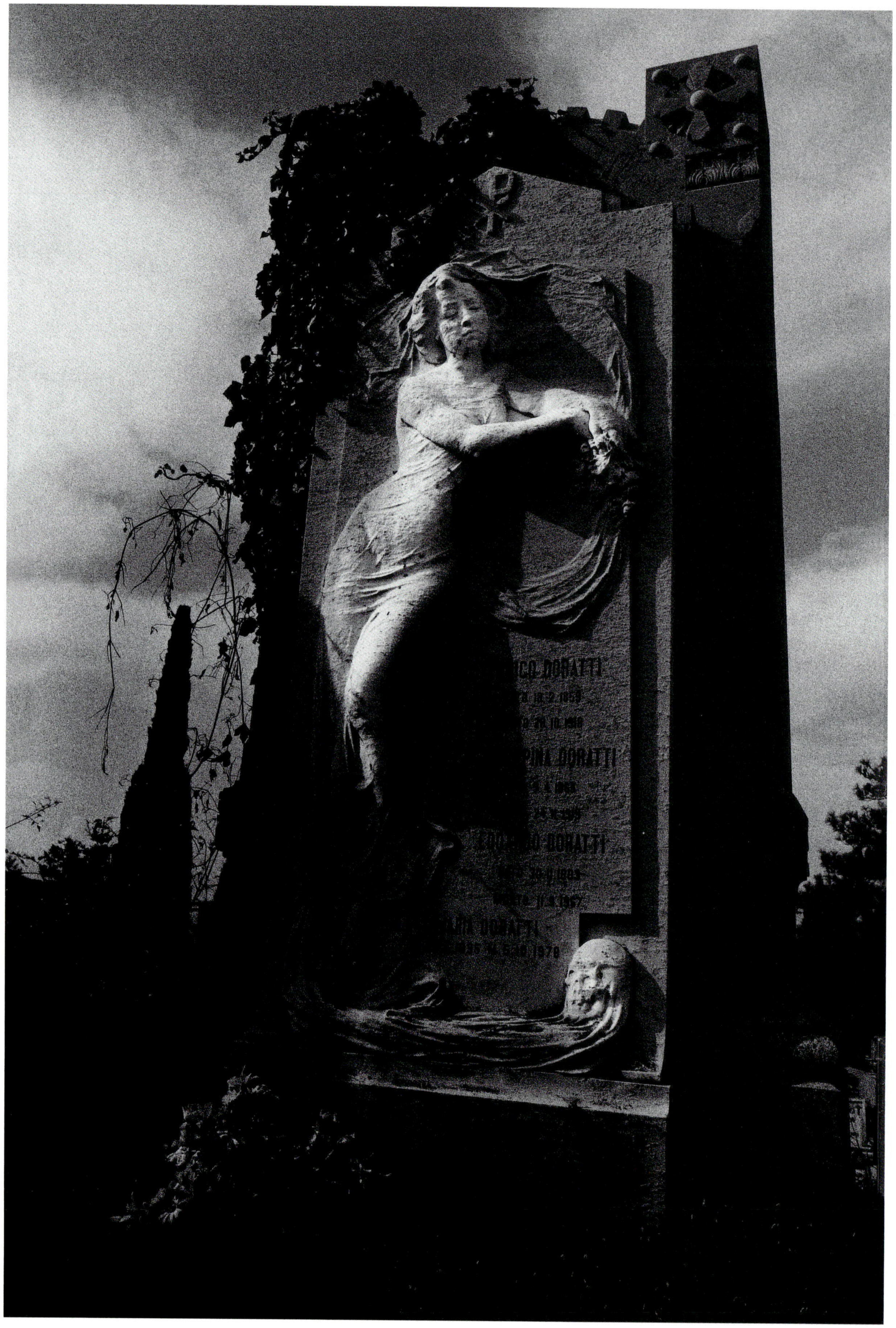

Das Feld der Toten

Kälte, die zum Himmel aufsteigt,
daß sogar der Mond sich versteckt.
Nebelschwaden ziehen über das Feld der Toten.
Dunkelheit verdeckt das Grauen,
damit der Friede nicht gestört wird.
Ruhe, die gespenstisch alles umhüllt,
damit kein Laut die Toten erweckt.
Gräber beschützen die Körper der Verstorbenen
und geben nichts preis vom Geheimnis des Friedens.
So beschwöre ich das Licht des Mondes,
damit es die feuchte Erde durchdringt
und selbst die Gebeine erhellt.

Leblos die Erde, in der sie ruhen,
doch die Kraft wird wiederkehren.
Gräber öffnen sich, Geister entsteigen,
um den letzten Reigen zu tanzen.
Gespenstisch das Licht,
das mit dem Nebel sich vereint.
Die Nacht begleitet das schaurige Spiel,
verhüllt es im Mantel der Dunkelheit.
Heimlich beobachte ich dieses Treiben,
doch wehe dem, der es wagt zu stören.
Bleiche Gesichter blicken mir in die Seele,
lassen meinen Geist erschauern.
Kälte erfaßt meinen Leib.
Einladend winkt ein Toter mir zu.
Ich kann mich dem Bann nicht mehr entziehen
und kehre zu dem Grab zurück, das ich einst verließ.
Der Reigen der Toten weist mir meinen Platz
auf dem Feld der „Letzten Ruh".
Ich versinke in mein Grab,
und der Mond erhellt wieder mein Gebein.

Linke Seite:
Cimitero Cattolico di
S. Anna, Triest

Morgen im Frühling

Fühlst du mein Sehnen?
Gleich einem Morgen im Frühling,
so wie ein Tanz im Regen.
Komm, laß uns lieben, tief im Herzen!
Möchte liegen in deinen Armen,
für immer und ewig.

Hörst du mein Rufen, tief aus der Seele?
Ich lege mein Leben in deine Hände,
denn ich möchte für immer bei dir sein.
Komm, laß uns träumen von einer anderen Welt!
Will glücklich sein in deinen Armen,
jetzt und für alle Zeit.

Spürst du mein Weinen?
Gleich einer Nacht im Winter,
so wie ein Schmerz in mir.
Komm, laß uns hoffen auf ein Wiedersehen
in einer anderen Welt!
Fühlst du mein Sehnen?
Spür es mit mir!

Rechte Seite:
Cimitero, Pavia

Seite 38:
Cimetière du Père-Lachaise, Paris

Seite 39:
Cimitero, Ravenna

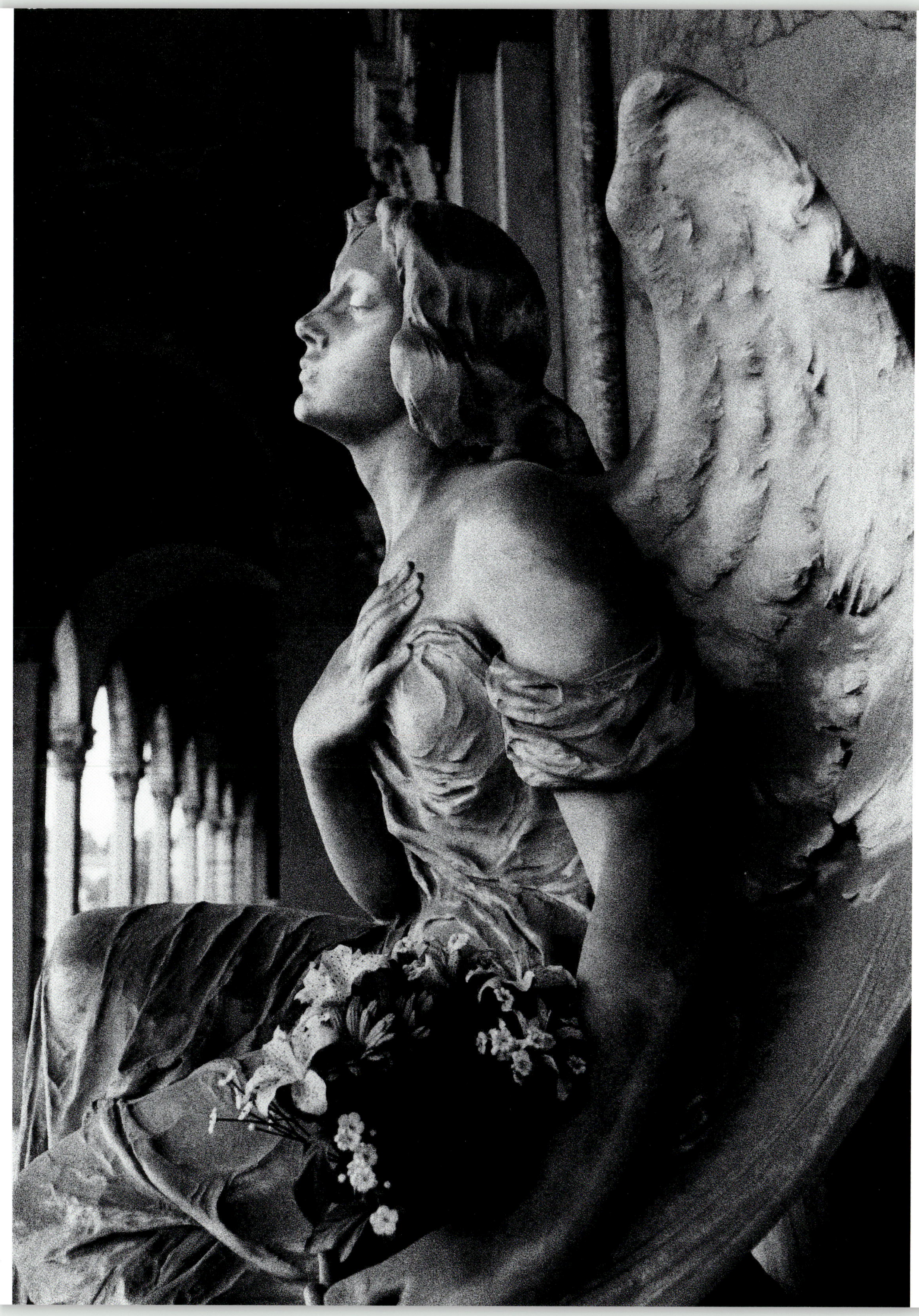

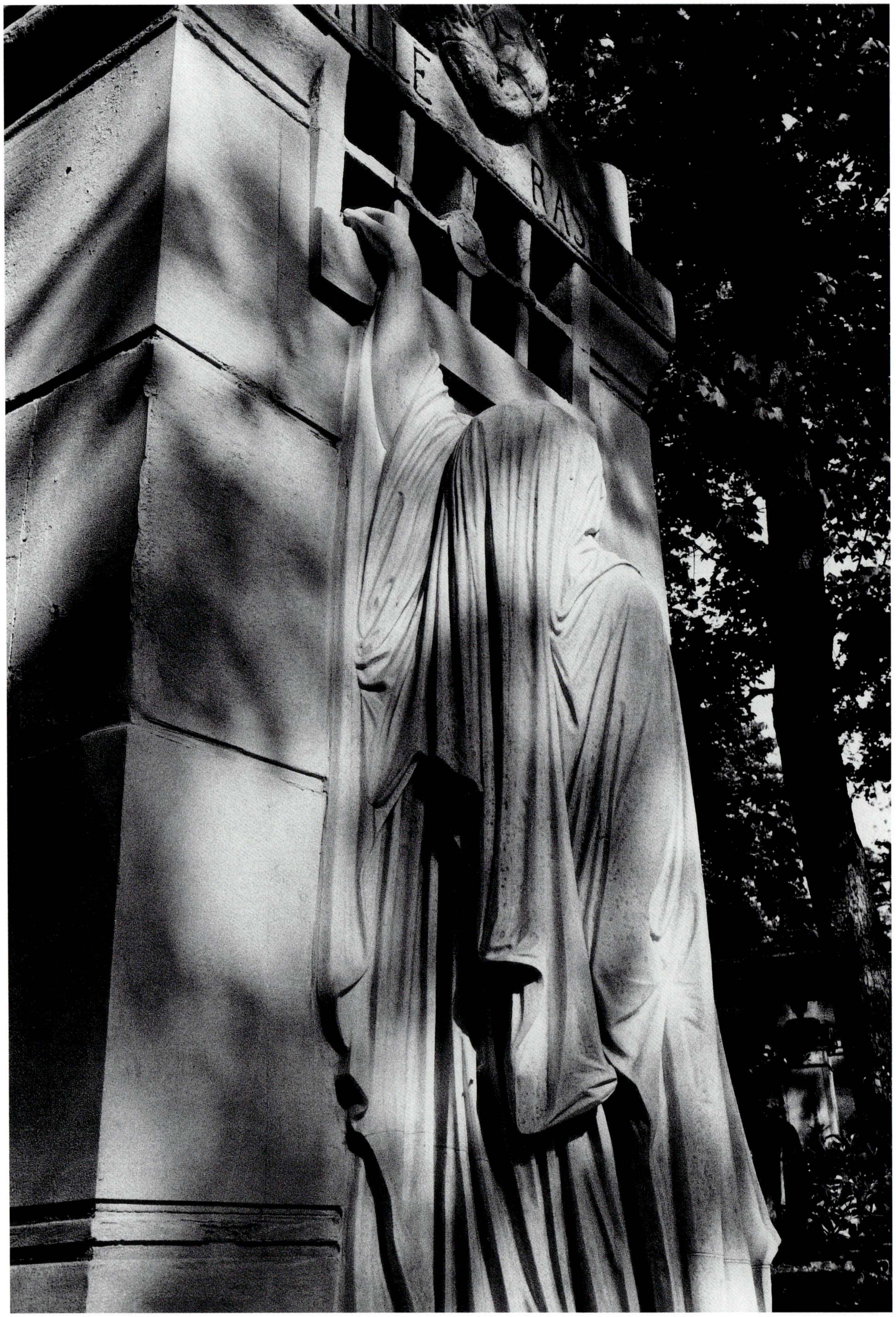

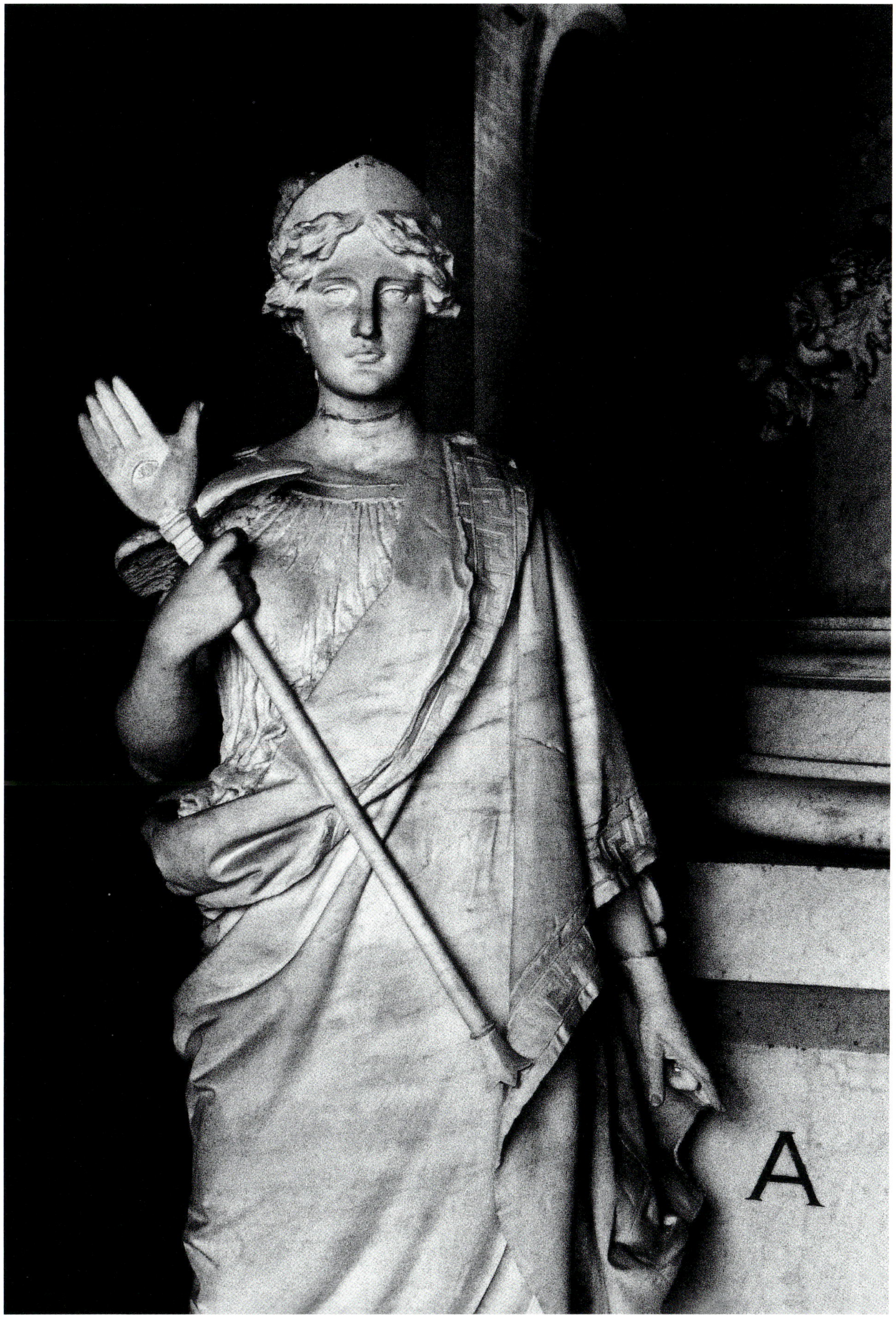
A

... denn weiter als der Himmel ist die Liebe

Verzweifle nicht beim Abschied,
auch wenn er noch so schwer,
denn am Tage des Wiedersehens erwarte ich dich
am Eingang des Himmels.

Mein Geliebter, ich bin nicht allein,
denn ein Engel führt mich zur unendlichen Liebe,
die weiter als der Himmel auf mich wartet.

Gedenke meiner in den Träumen,
auch wenn es noch so weh tut,
denn am Tage des Wiedersehens führe ich dich
durch den Himmel.

Ewige Liebe wird uns verbinden
und das für alle Zeit,
denn weiter als der Himmel ist die Liebe!

Rechte Seite:
Cimitero, Bergamo

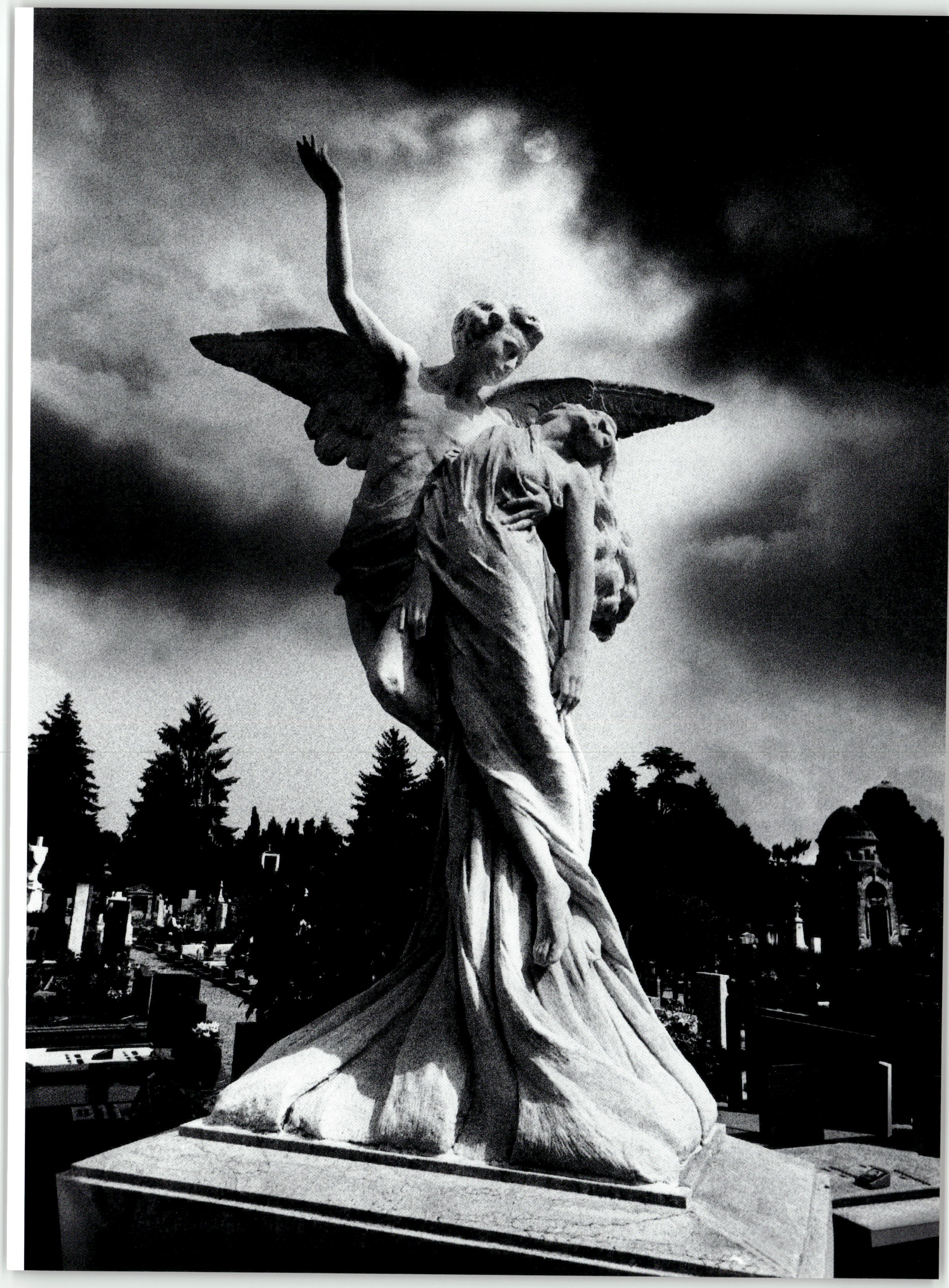

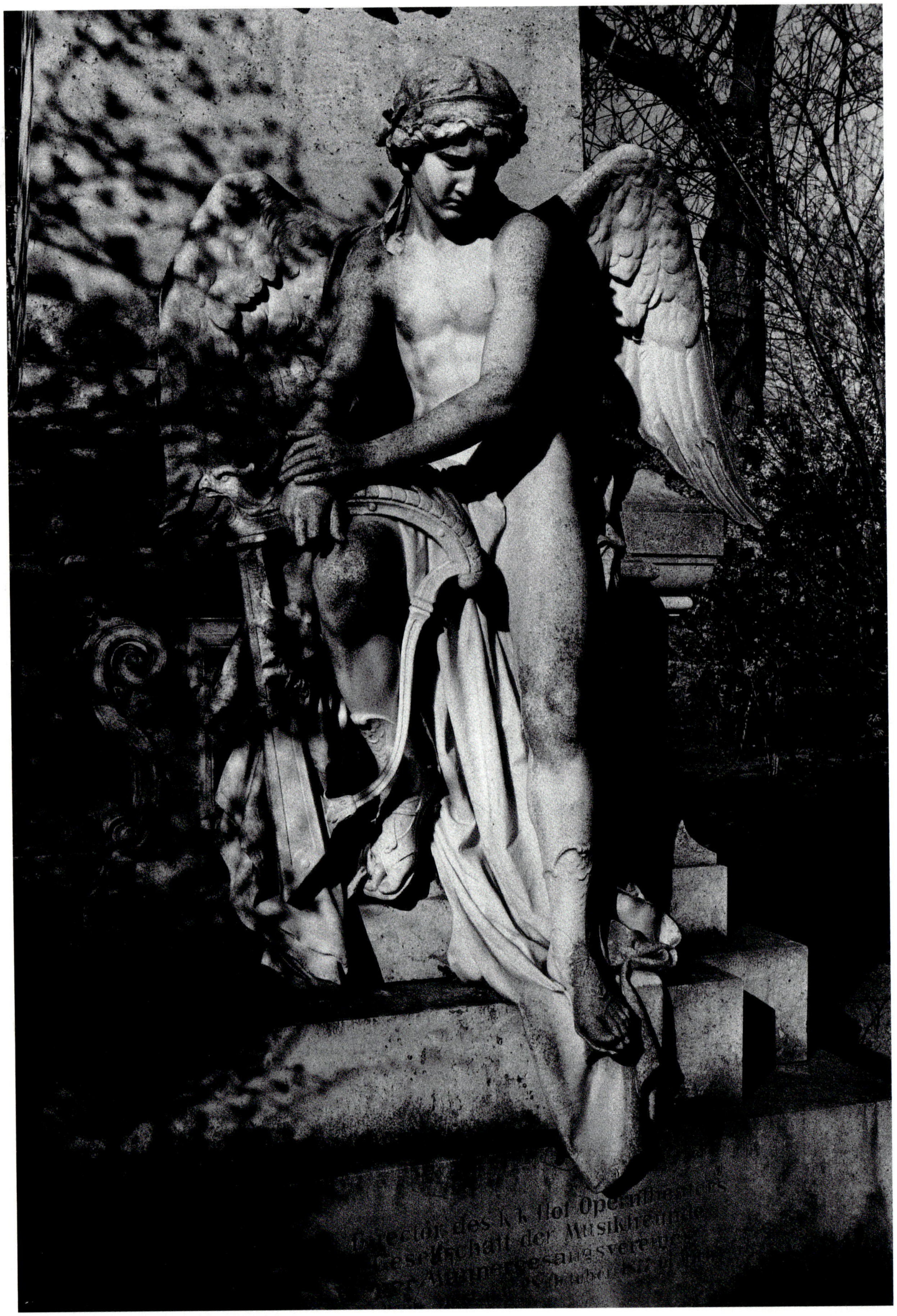

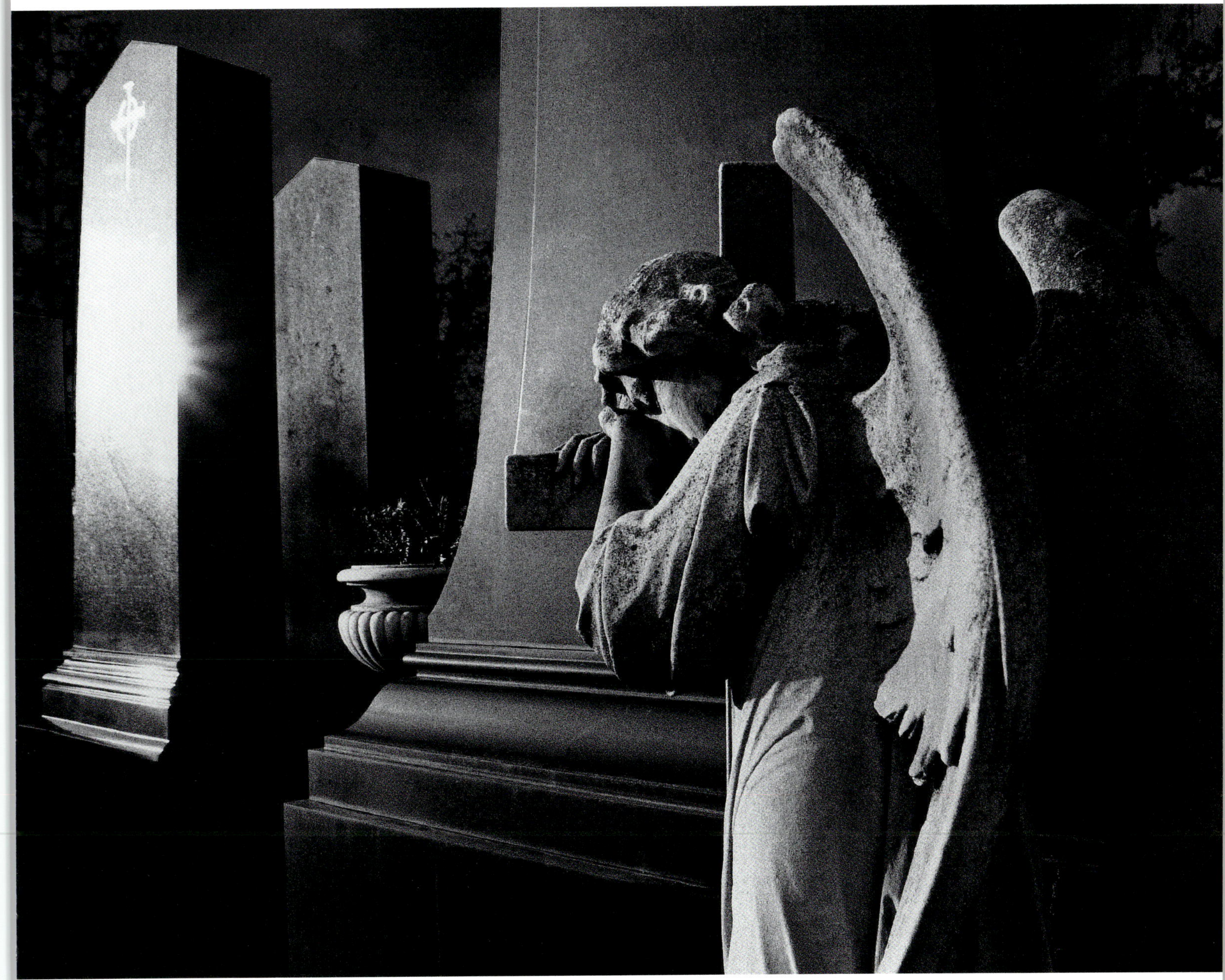

Oben:
Friedhof Meidling,
Wien

Linke Seite:
Zentralfriedhof,
Wien

Stätte des Friedens

Die Stätte des Friedens besuche ich oft,
da himmlische Boten mir hier erscheinen.
Statuen von unglaublicher Schönheit rufen mich,
denn Engel verweilen in ihnen.
Der Weg in den Himmel beginnt hier und
wird unsere Seelen einmal führen.
Irgendwann betrete auch ich ihn,
wenn ein Engel aus mir wird.

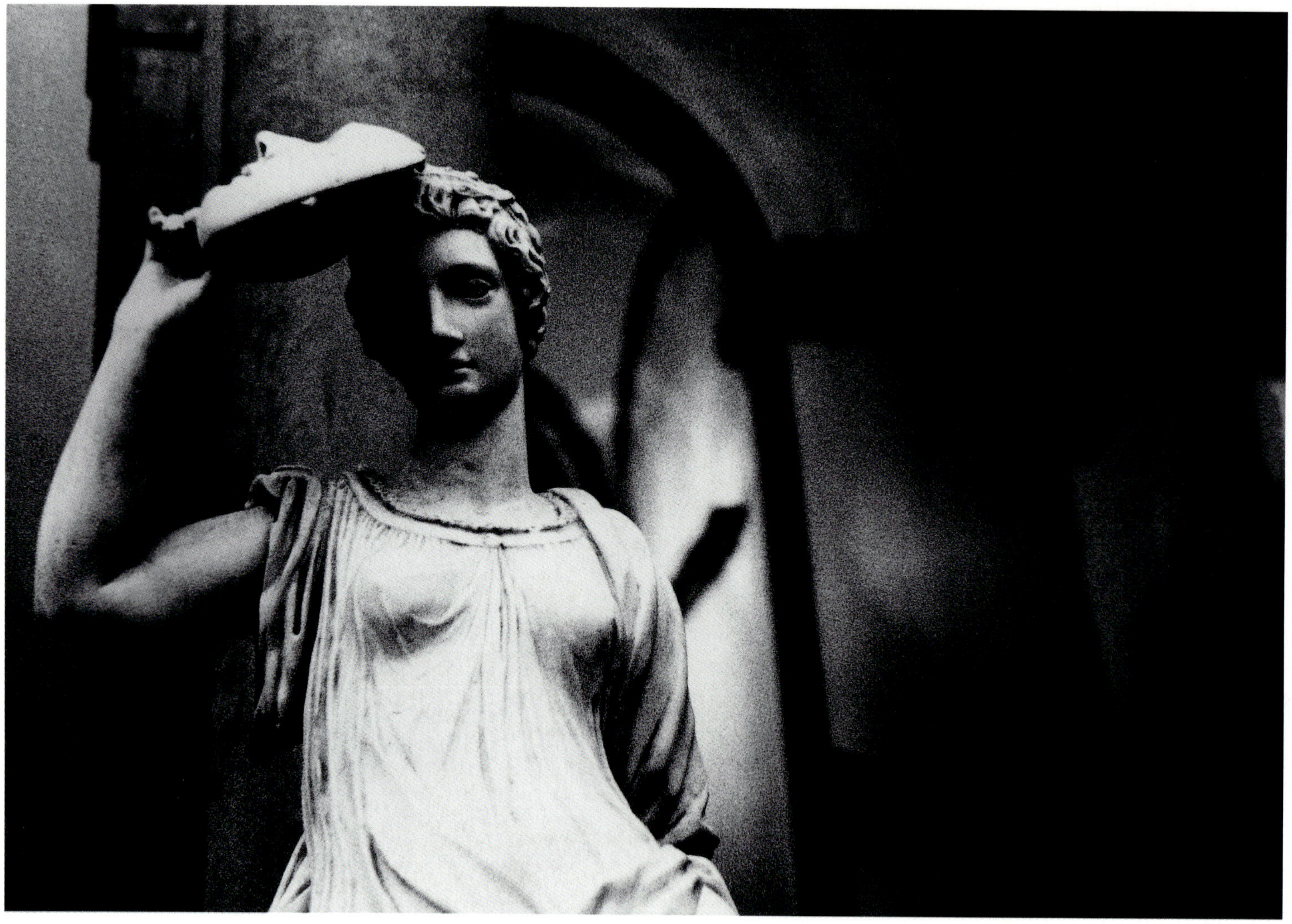

Masken

Masken zieren so manches Gesicht,
als wäre Karneval das ganze Jahr.
Tänze gibt es zwar keine,
doch ziehen Narren durch die Stadt.
Boshaftes Grinsen begleitet ihr Treiben,
laut und protzig auf der Bühne des Lebens
und wehe dem, der keine Maske besitzt.

Oben:
Palazzo Pitti, Florenz

Rechte Seite:
Kathedrale von Reims

Seite 46:
Cimitero, Piacenza

Seite 47:
Cimitero Monumentale, Mailand

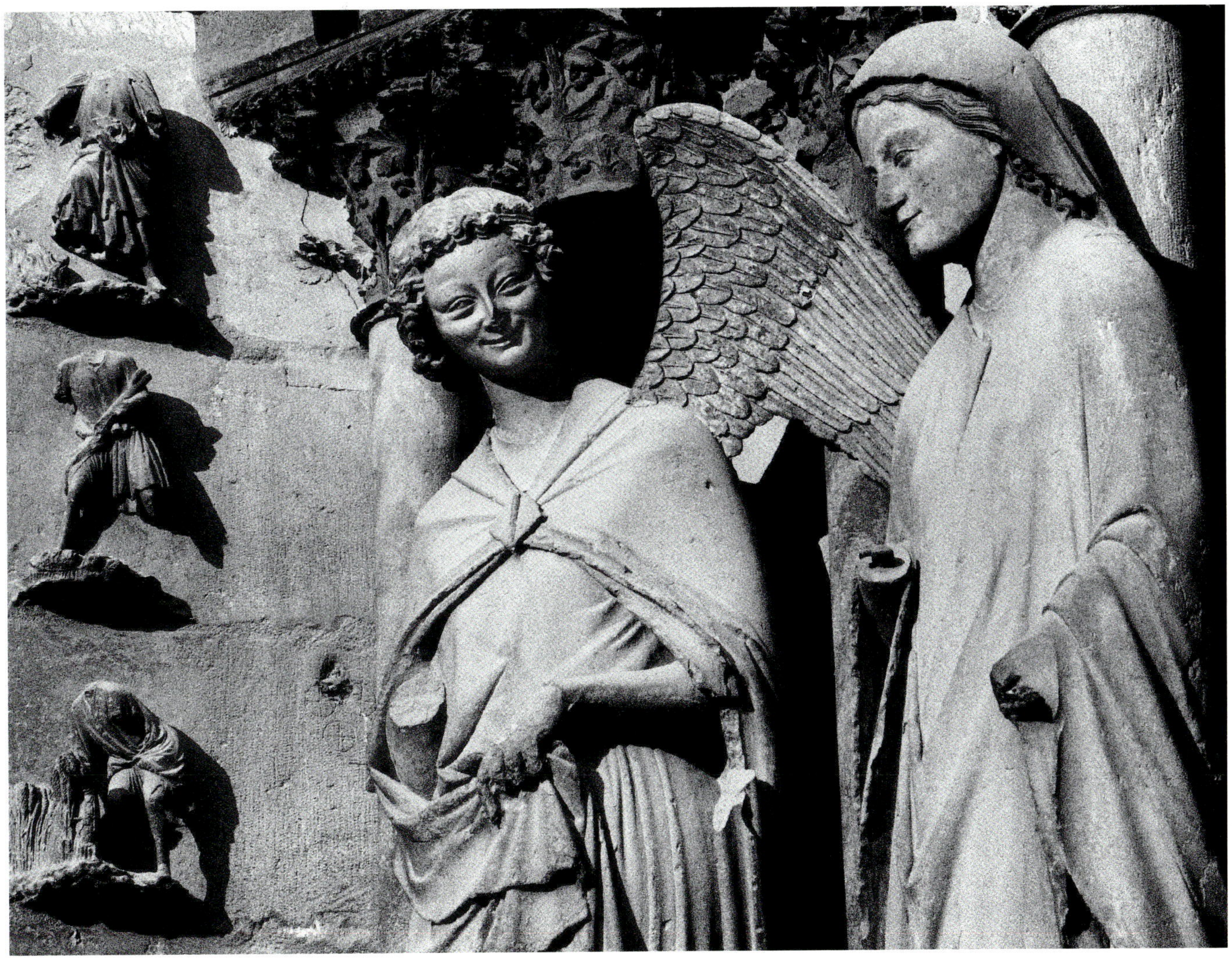

Masken verdecken so viele Gesichter,
als wäre keiner mehr er selbst.
Worte wagt niemand zu sprechen,
denn sie würden das verborgene Weinen verraten.
Tränen begleiten diesen Alptraum,
still und einsam hinter der Bühne des Lebens
und wehe dem, der seine Maske ablegt.

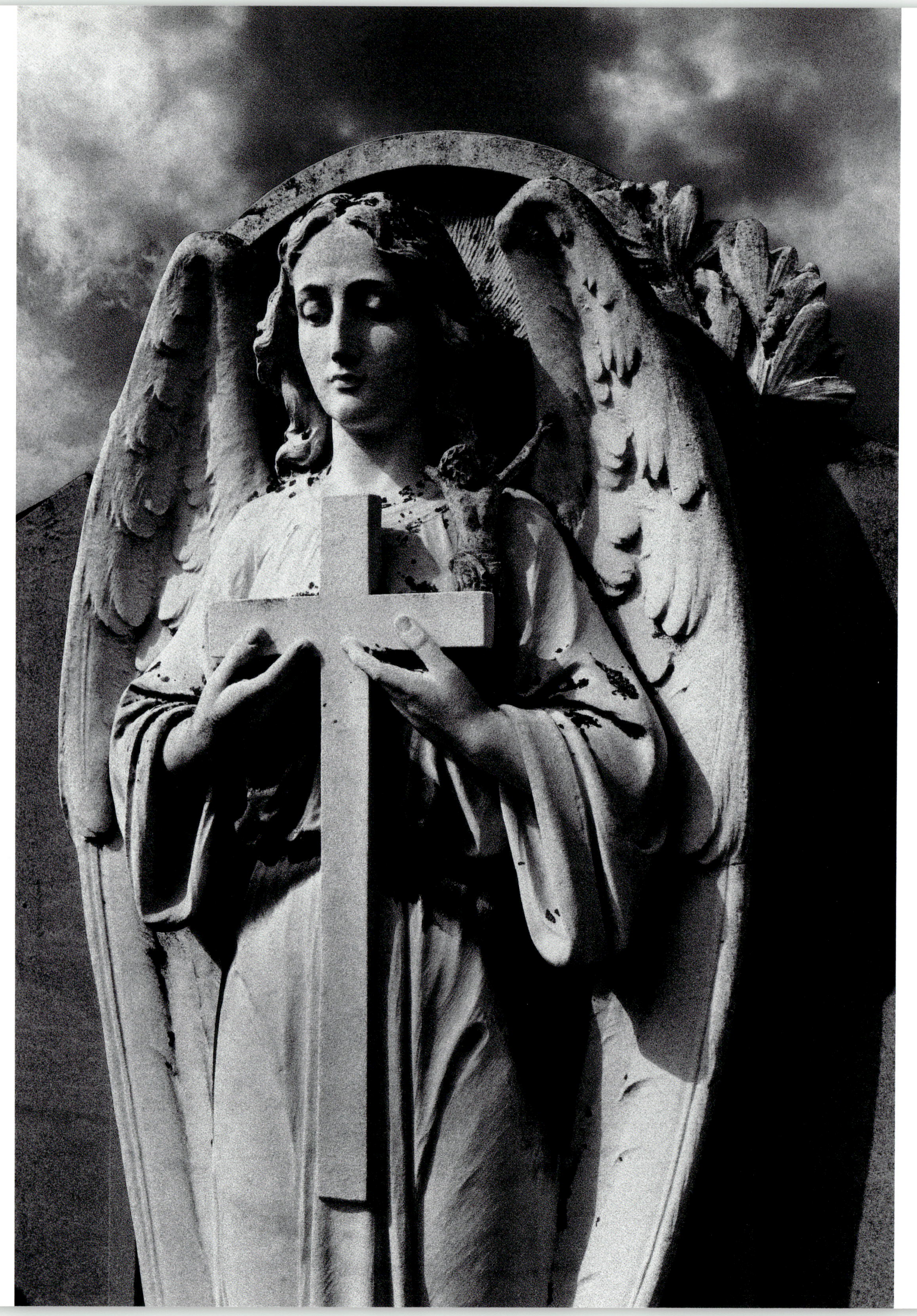

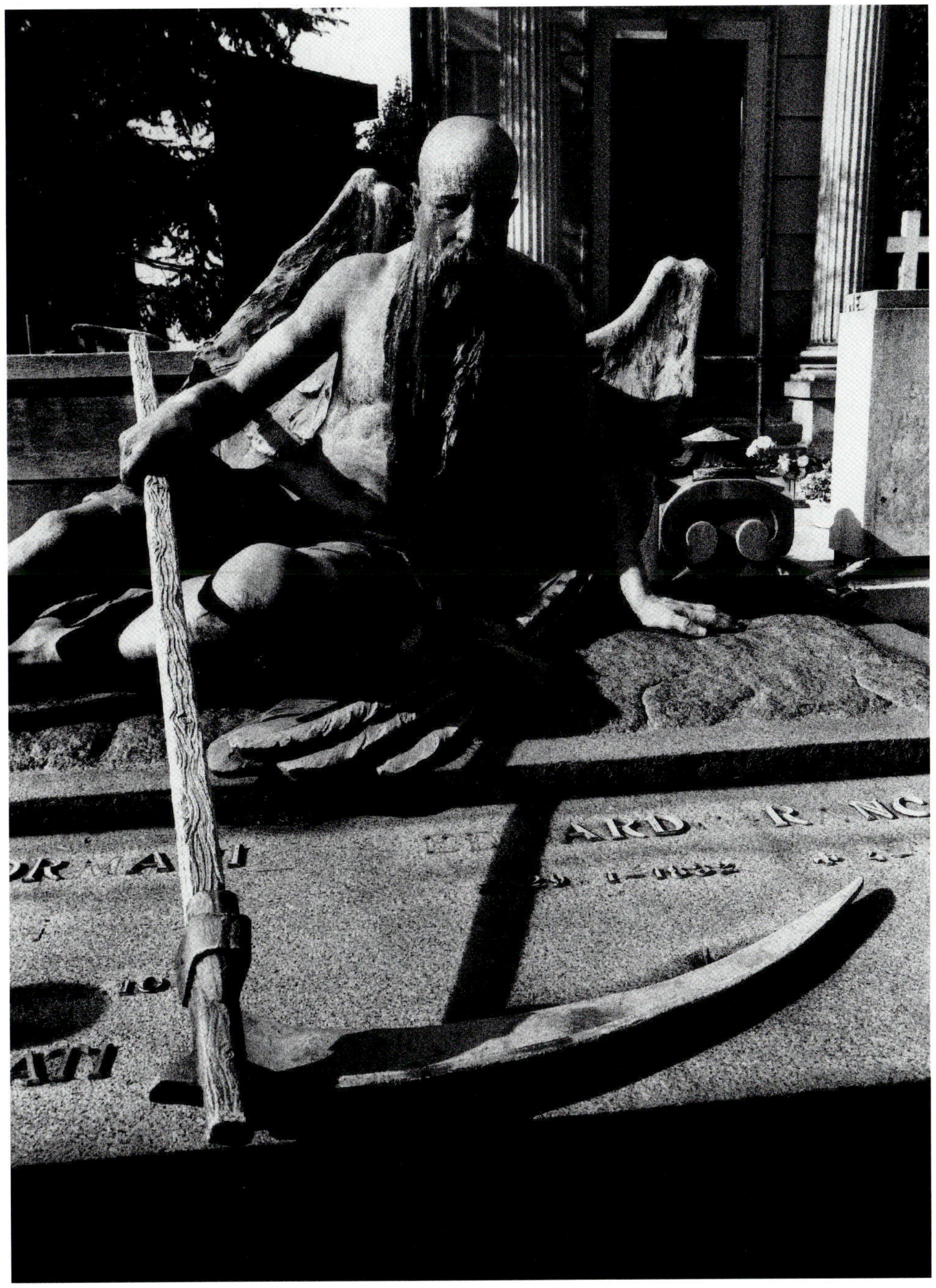

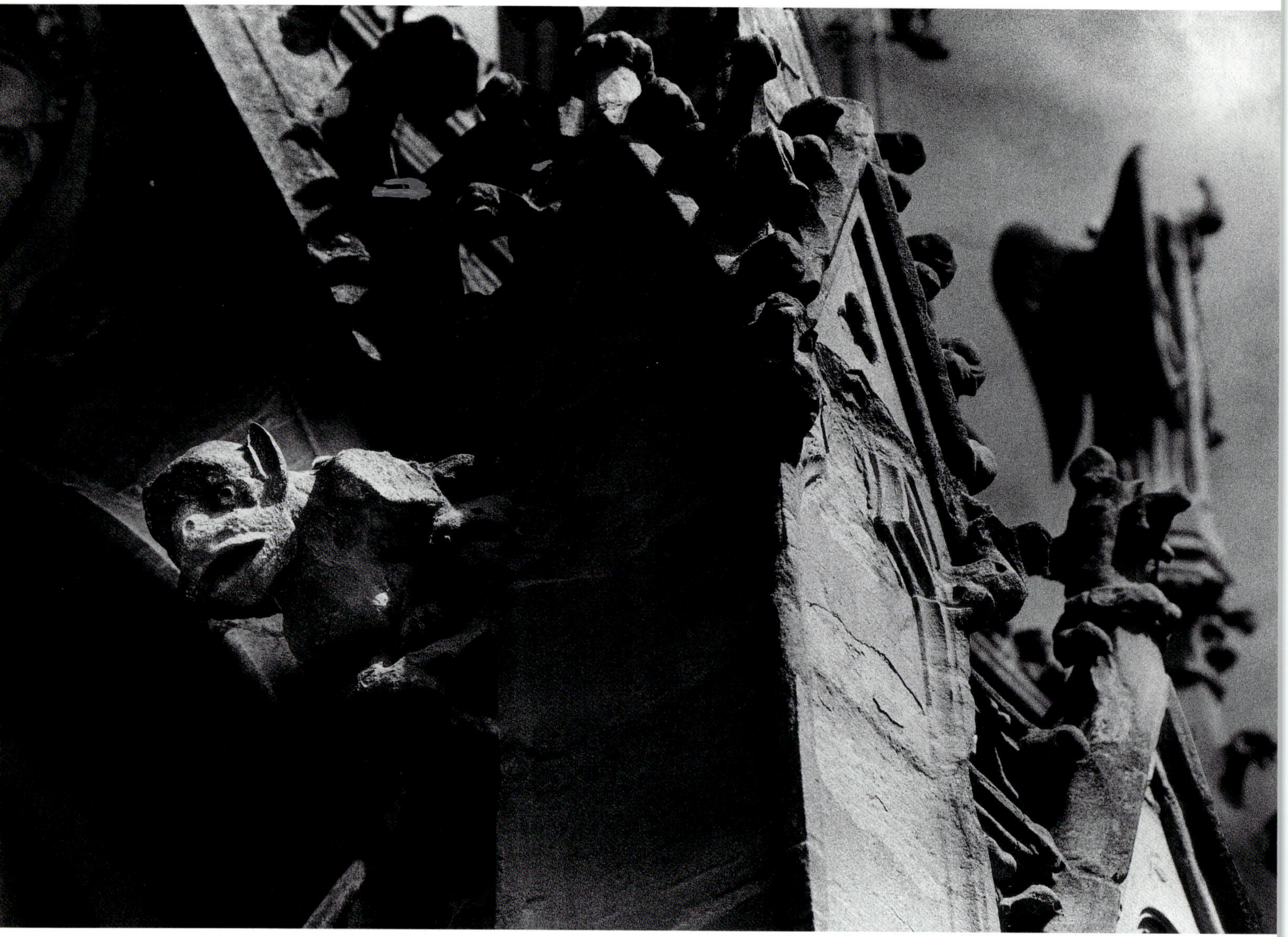

Oben:
Cimetière de Montmartre,
Paris

Engel aus Stein – die zweite Begegnung

Eines Tages besuchte ich meinen Freund, den Engel aus Stein. Die Sonne strahlte und doch spürte ich, daß ihn etwas belastete. Ich streichelte seine Hand und hörte seinem Herzen still zu.

„Blick dort hinüber zu dem Schatten, der sich über die Gruft eines reichen Mannes legt. Kein Sonnenstrahl erhellt diese Grabstätte, die prächtiger als alle anderen in die Höhe ragt. Erkennst du die Wächter dieser Gruft und ihre Blicke? Dämonen wachen bis in alle Ewigkeit, daß niemand in die Nähe seiner Seele kommt. So bleiben sie auch nach seinem Tode ein Mahnmal für seine kalte Herzlosigkeit. Sogar wir Engel wenden uns ab von diesen finsteren Blicken."

Lange schaute ich hinüber zu dieser Gruft, die trotz des Sonnenlichts im Dunkel versank. Verstand meinen Engel und liebte ihn um so mehr.

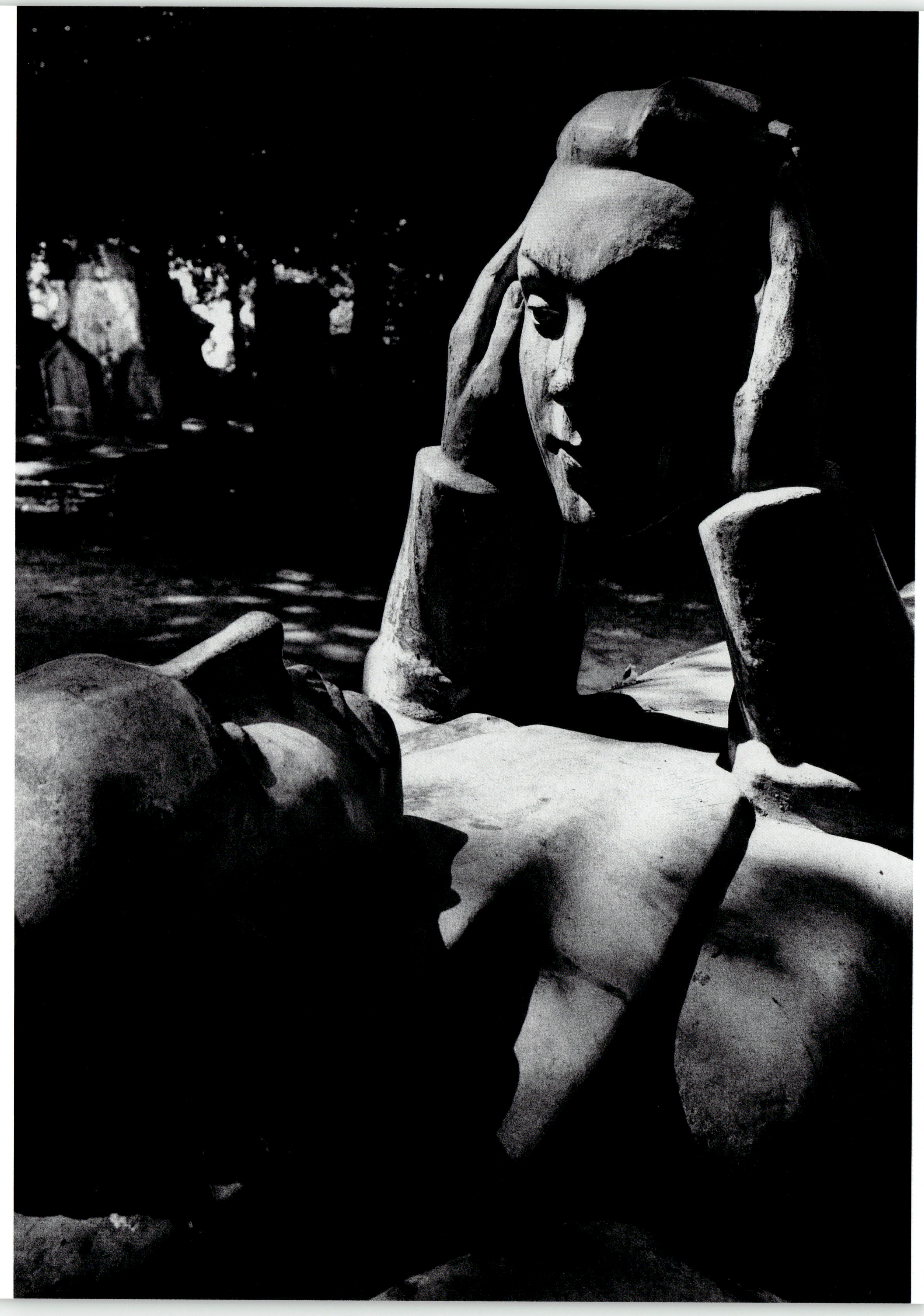

Spiegelbild meines Herzens

Spiegelbild meines Herzens, du bist so still,
erhörst du nicht mein Rufen?
Deine Gedanken schweifen ab, und ich bin allein.

Liebe meines Herzens, du bist so kalt,
warum erlischt das Feuer in dir?
Dein Herz möchte ich erwärmen, und ich weine.

Liebe meines Lebens, du bist so fern,
erkennst du nicht meine Tränen?
Deine Liebe ist in mir, und ich vergesse dich nicht.

Spiegelbild meines Herzens, du bist so nah,
erhörst du doch mein Flehen?
Deine Sehnsucht fand mich wieder, und ich bin nicht mehr allein.

Ich trage dich immer im Herzen,
auch wenn wir getrennt sind,
denn du bist der Spiegel meiner selbst.

Linke Seite:
Cimetière du Père-Lachaise, Paris

Abschied

Weine für den letzten Tag, Engel,
wenn meine Seele mich still verläßt.
Halte zart meine Hand und geleite
mich zum Tor der Ewigkeit.
Auf den Schwingen der Liebe erhebe
mich sanft im Moment des schweren Abschieds.

Ich lege mein müdes Haupt in des Engels Schoß
und träume sanft im Schlaf des Todes.
In der Stille geleite mich, Engel,
zum Licht des ewigen Friedens.
Tränen sollen mein letztes Geschenk sein,
denn ich spüre, ihr vergeßt mich nicht.

*Rechte Seite:
Cimitero di Staglieno,
Genua*

*Seite 54:
Cimetière Montparnasse,
Paris*

*Seite 55:
Cimitero Maggiore,
Mailand*

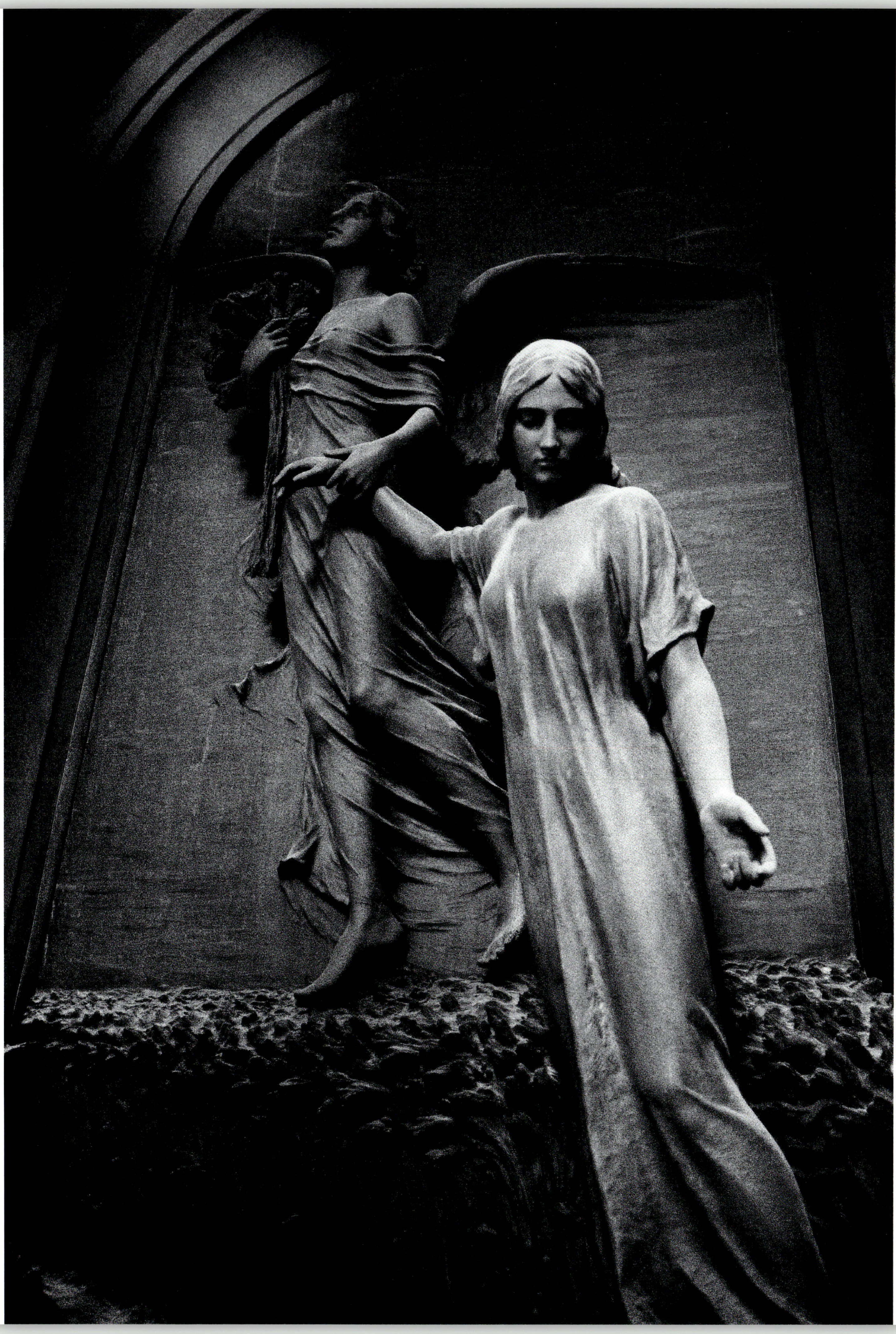

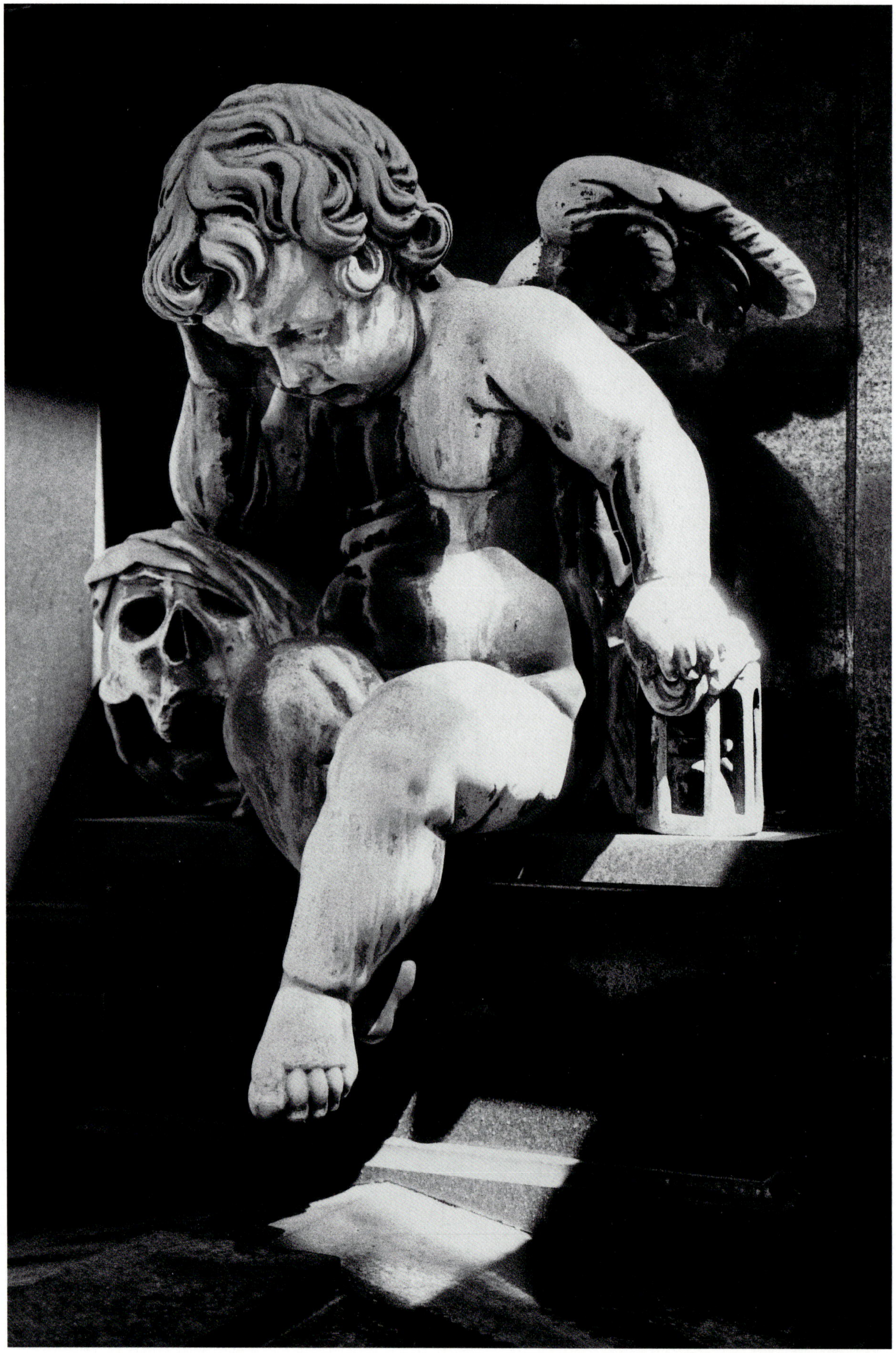

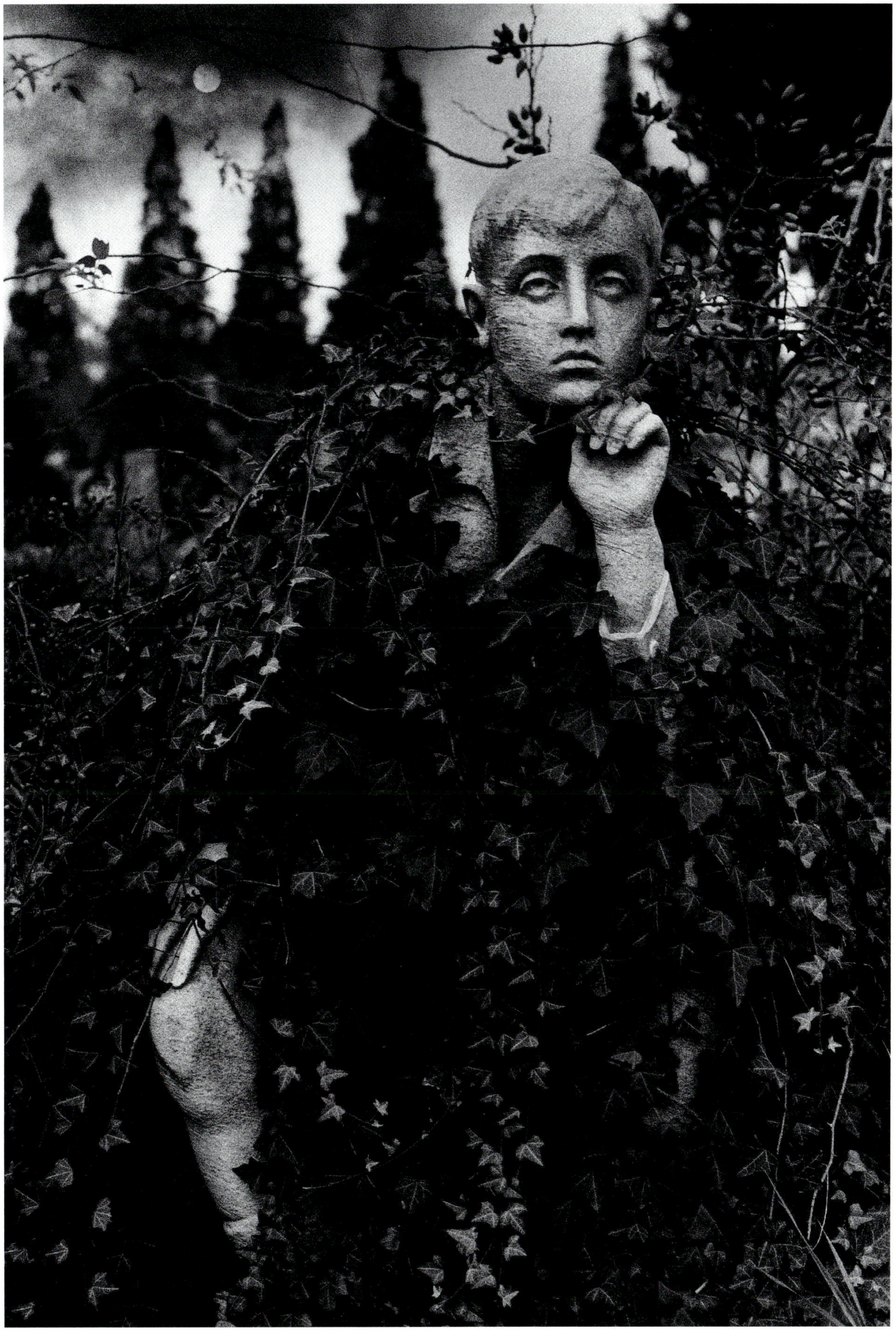

Seele, flieg davon ...

Seele, flieg davon!
Flieg auf den Schwingen meiner Phantasie.
Betritt Plätze, die dir sonst verwehrt,
nie gesehen und dennoch vertraut.
Flieg hoch zu den Sternen,
begleite sie auf dem Weg durch die Nacht.
Schwebe mit den Wolken
und wirble mit deiner Kraft.

Seele, flieg davon in das Reich der Wunder!
Besteige Türme, die weit in den Himmel ragen.
Halte Ausschau nach den Momenten des Glücks,
die du gespürt, doch nie erlebt.
Steige empor, fang die Sonne
und tanze mit ihr.

Seele, flieg davon zu den Plätzen der Fröhlichkeit!
Besuche die Orte, wo weder Leid noch Tod regieren.
Tanze mit den Feen, spiele mit den Engeln,
die so lange auf dich gehofft.
Besuche den See der Liebe,
der zu deinen Füßen liegt.

Wenn das letzte Läuten der Glocken ertönt, kehre heim!
Denn die Reise ist zu Ende.
Flieg hoch, meine Seele,
doch kehre wieder
und erzähle mir von den verborgenen Welten.

Rechte Seite:
Cimetière Montparnasse,
Paris

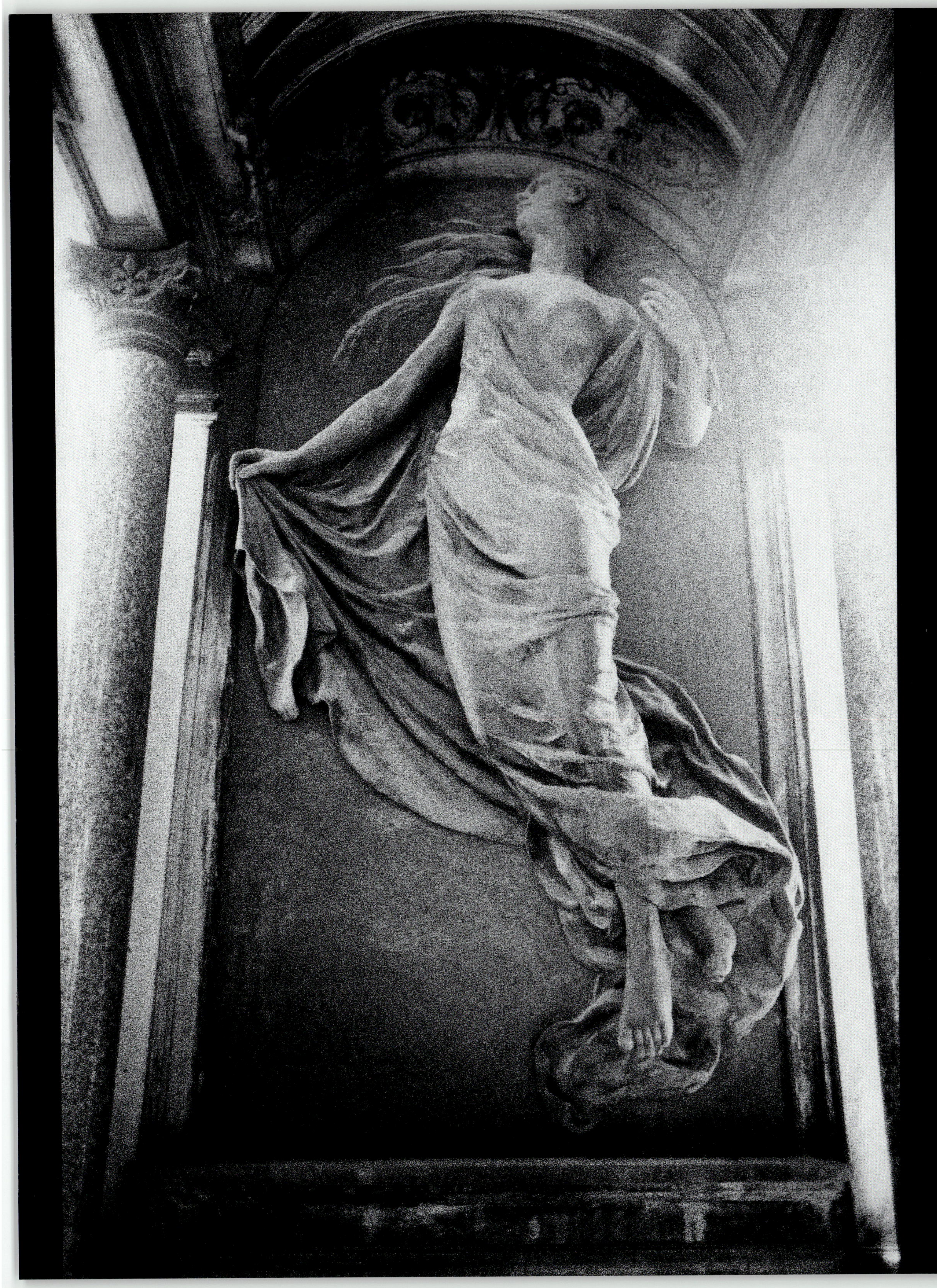

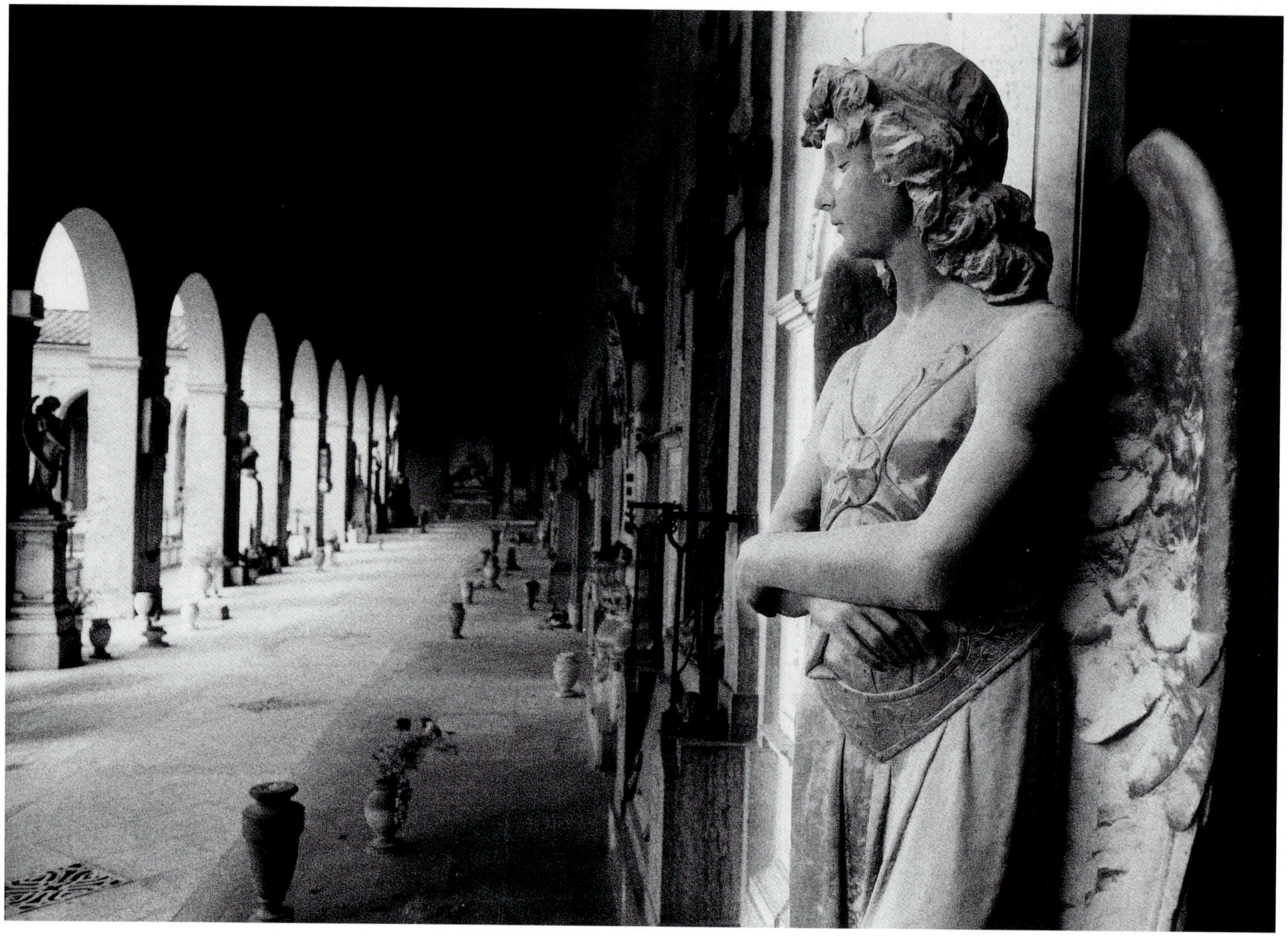

Engel aus Stein – die dritte Begegnung

Eines Tages, als ich meinen Freund, den Engel aus Stein, besuchte, erkannte ich die Trauer in seinen Augen. Sank an seine Seite und hielt zart seine Hand, schloß meine Augen und lauschte still seinen Worten.

„Die Zeit ist gekommen, dir meine Gefühle zu offenbaren! Oft denke ich im Dunkel der Nacht, ob ich dir meine Liebe gestehen soll. Warum kann ich nicht leben wie ein Mensch, so wie du? Einfacher wäre mein Sein, denn mein Weinen wird nicht vernommen. Ich weiß, es gibt keinen Weg zu dir. Ich möchte lachen, lieben und mich auf ewig binden! Doch kalt stehe ich da, und die Träume zerfließen ins Nichts, schnell und unaufhörlich.

Oben:
Cimitero Comunale, Lucca

Rechte Seite:
Cimitero di Staglieno, Genua

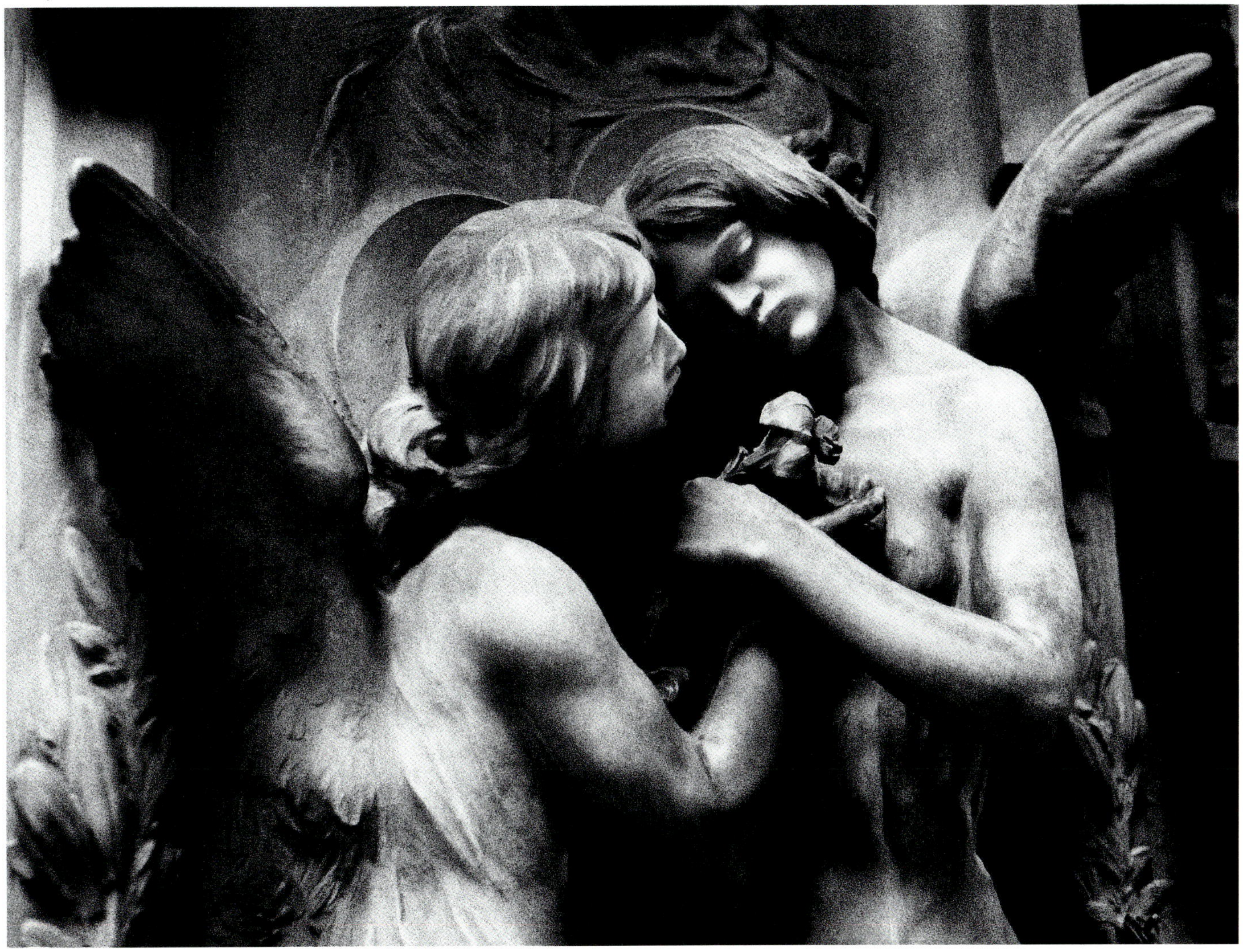

Deine Schönheit hat mein Herz berührt, doch lange leugnete ich meine Gefühle, die ich für dich empfinde. Verzweiflung und Tränen lösen irgendwann meinen Körper auf, und ich kann dann nicht mehr für dich da sein. Einmal wirst du nicht wiederkehren, dann zerbricht mein Herz, denn ich liebe dich so!"

Langsam erhob ich mich und sah die Tränen in seinen Augen. Streichelte sanft über seine kalten Arme und schmiegte meinen Kopf an seinen. Ich wußte, mein Weg wird immer wieder hierher führen und vielleicht läßt Liebe Steine zum Leben erwachen!

Sanfte Träume

Sanfte Träume ziehen durch mein Herz,
doch auch wenn ich meine Augen schließe:
Du bist nicht mehr bei mir.

Einsamkeit macht mein Leben leer,
doch dein Bild trage ich im Herzen
in all den Tagen und Nächten.

Mit meinen Tränen, die ich dir schenke,
sollst du fühlen, wie sanft
meine Gedanken zu dir ziehen.

Liebe sollst du für immer spüren,
denn mein Herz verzehrt sich vor Sehnsucht,
wenn du nicht bei mir bist.

Rechte Seite:
Cimetière de Montmartre,
Paris

Seite 62:
Cimitero della Misericordia,
Livorno

Seite 63:
Zentralfriedhof,
Wien

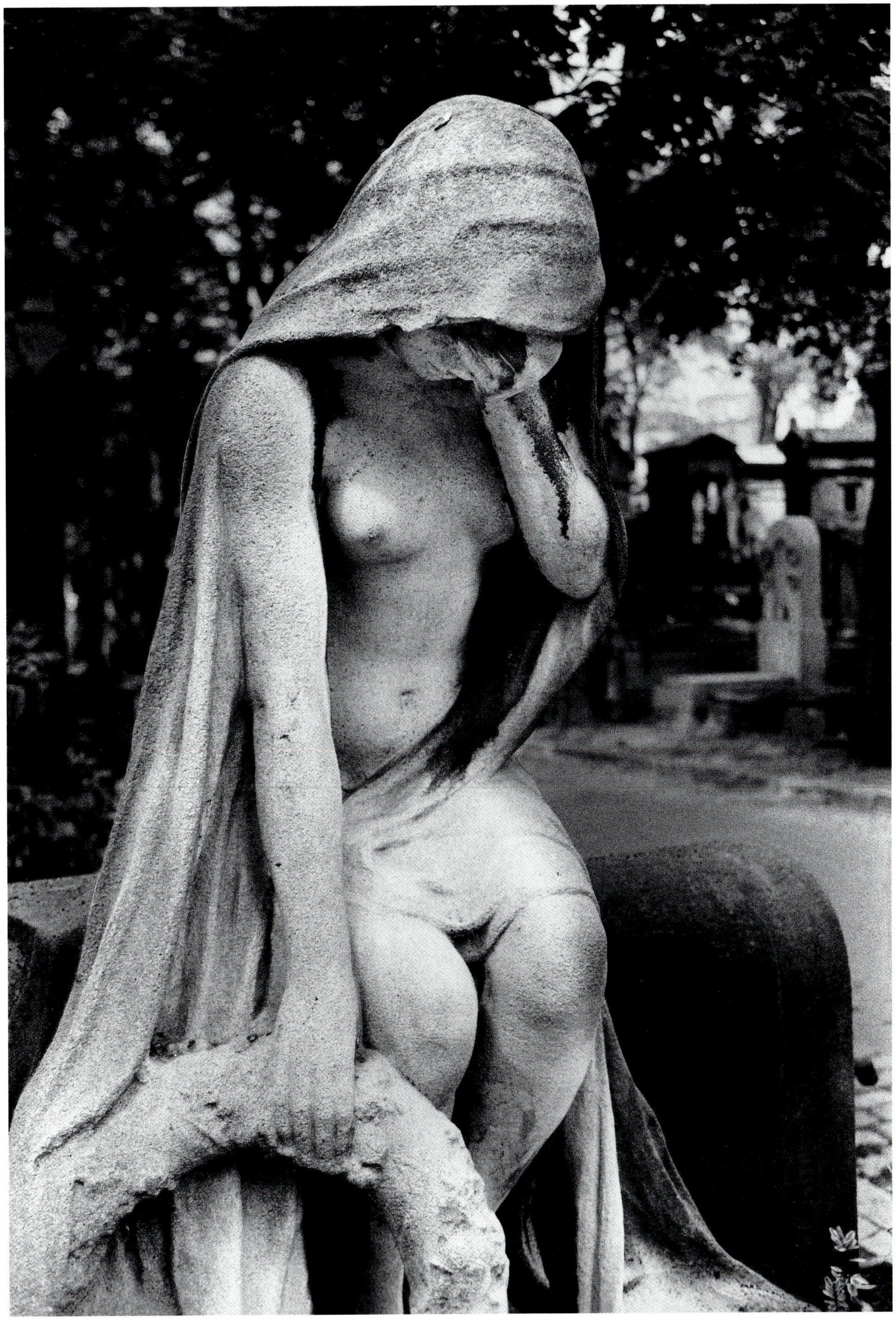

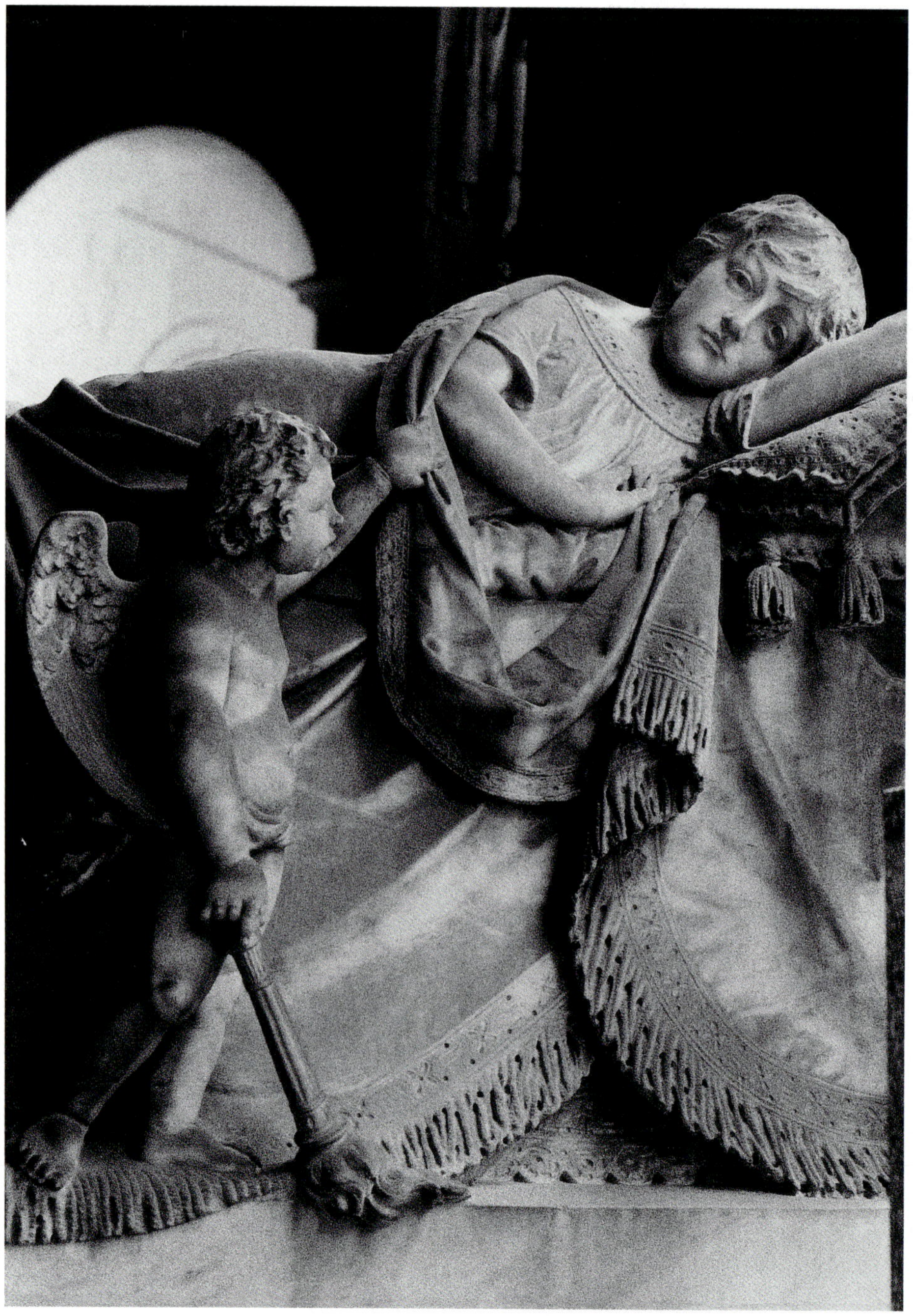

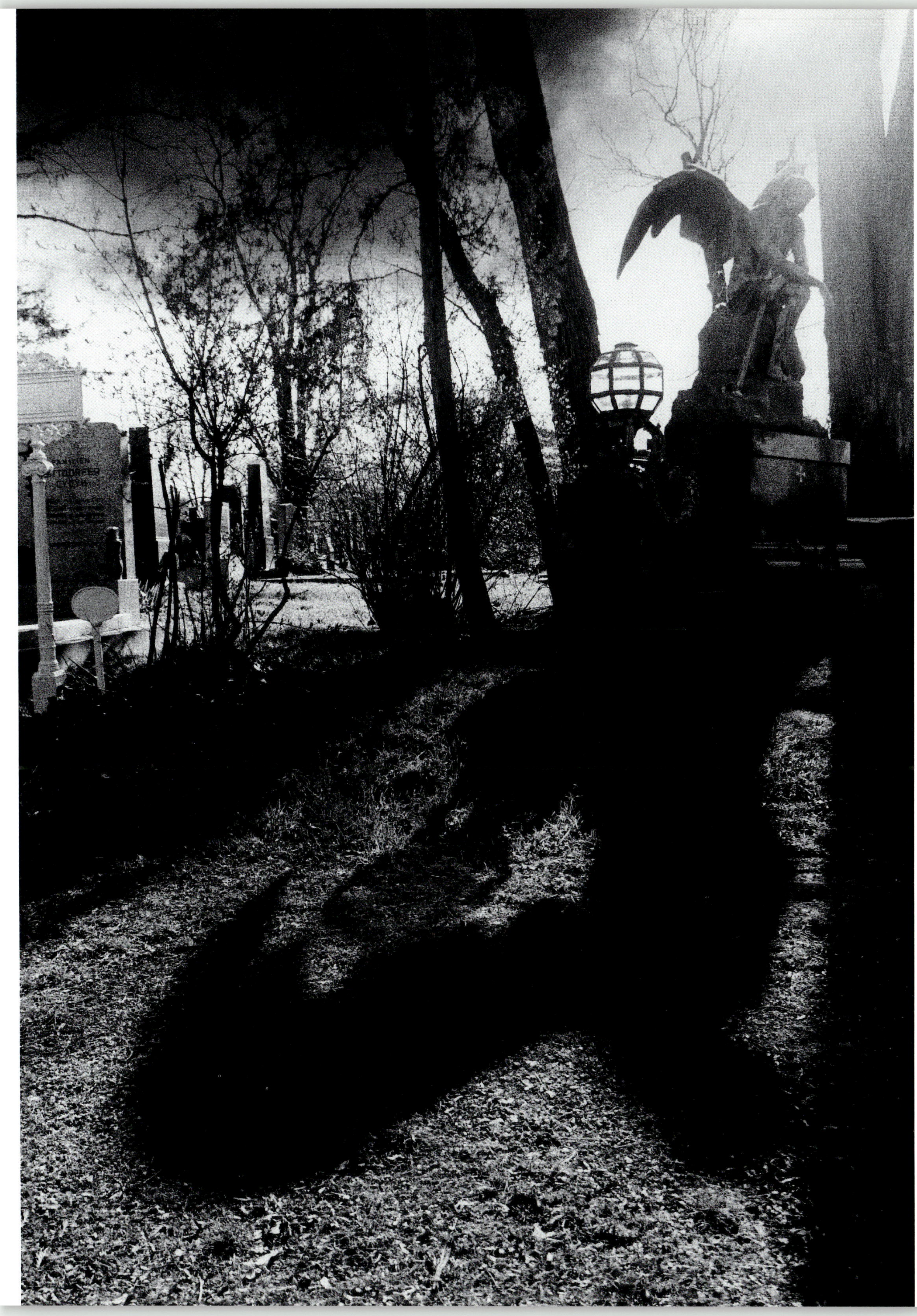

Wiedergängerin

Ich hoffe auf den Untergang der Sonne,
bis der letzte Strahl am Horizont versinkt.
Erhebe mich zum letzten Aufschrei.
Aus Stein geformt ist meine Gestalt,
doch kalt im Herzen bin ich nicht.

Dunkelheit soll mich umhüllen,
bis der letzte Stein abfällt.
Erwache dann aus meinem langen Schlaf.
Die Zeit zernagte meinen Körper,
doch tot bin ich deshalb noch nicht.

Ich wandle als Schatten durch eure Welt,
bis der Morgen neu erwacht.
Kehre wieder heim in mein Reich.
Wiedergängerin nennt ihr mich,
doch böse bin ich nicht.

Rechte Seite:
Cimetière du Père-Lachaise, Paris

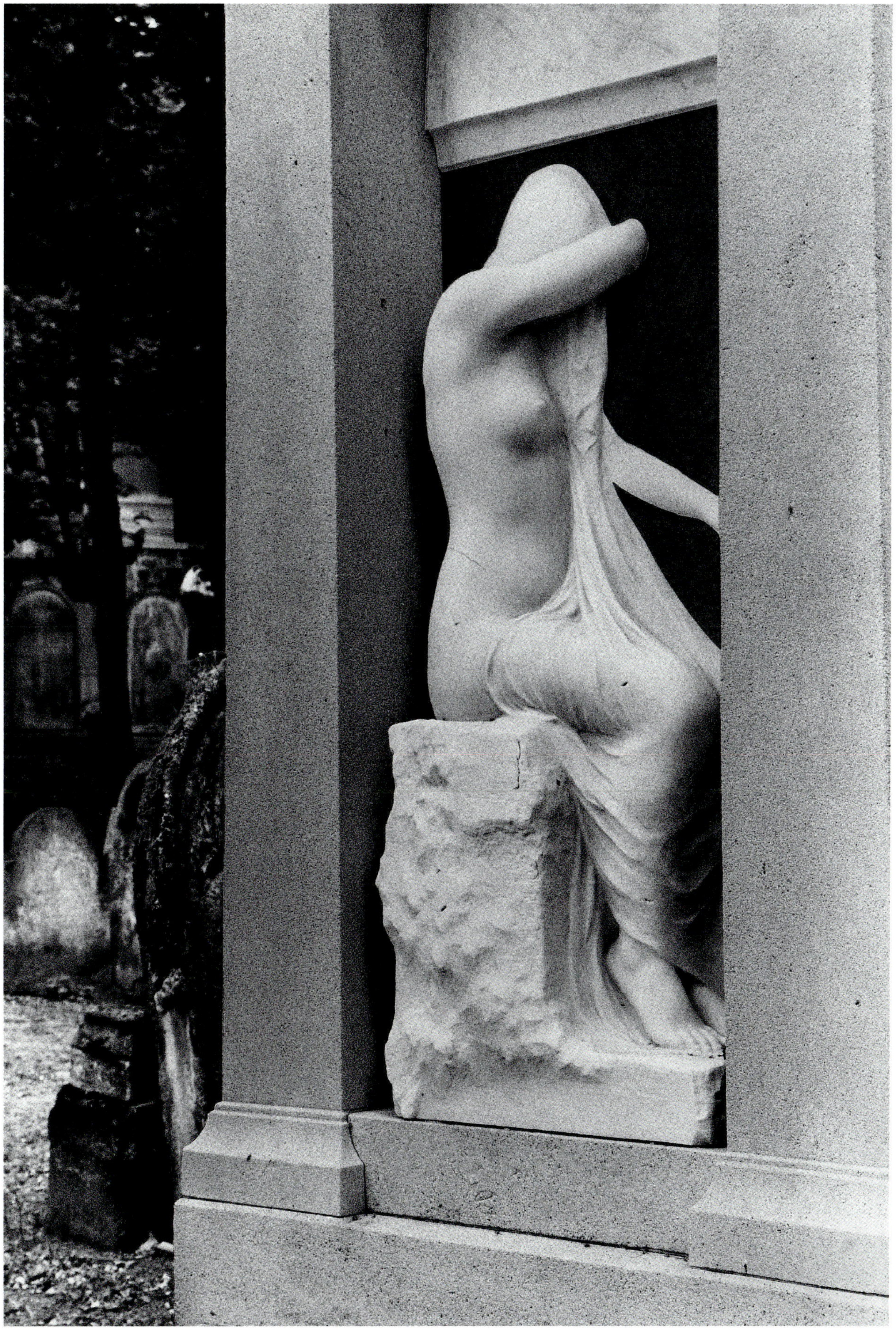

Spürst du?

Spürst du mein heimliches Sehnen?
Aus der Ferne dringt es zu dir,
denn Liebe tut weh.
Blind vor Tränen blicke ich ins Nichts,
wie schon oft zuvor,
in vielen Tagen und Nächten.

Hörst du mein heimliches Rufen?
Wehmütig klingt es zu dir,
denn Sehnsucht tut weh.
Von Schmerz gebeugt liege ich da,
wie schon oft zuvor,
in vielen Stunden des Lebens.

Erkennst du meine heimliche Liebe?
Zärtlich schenke ich sie dir,
denn Einsamkeit tut weh.
Eine Rose pflücke ich dir,
wie schon oft zuvor,
doch heute spürst du mein Sehnen!

Rechte Seite:
Cimitero Monumentale,
Mailand

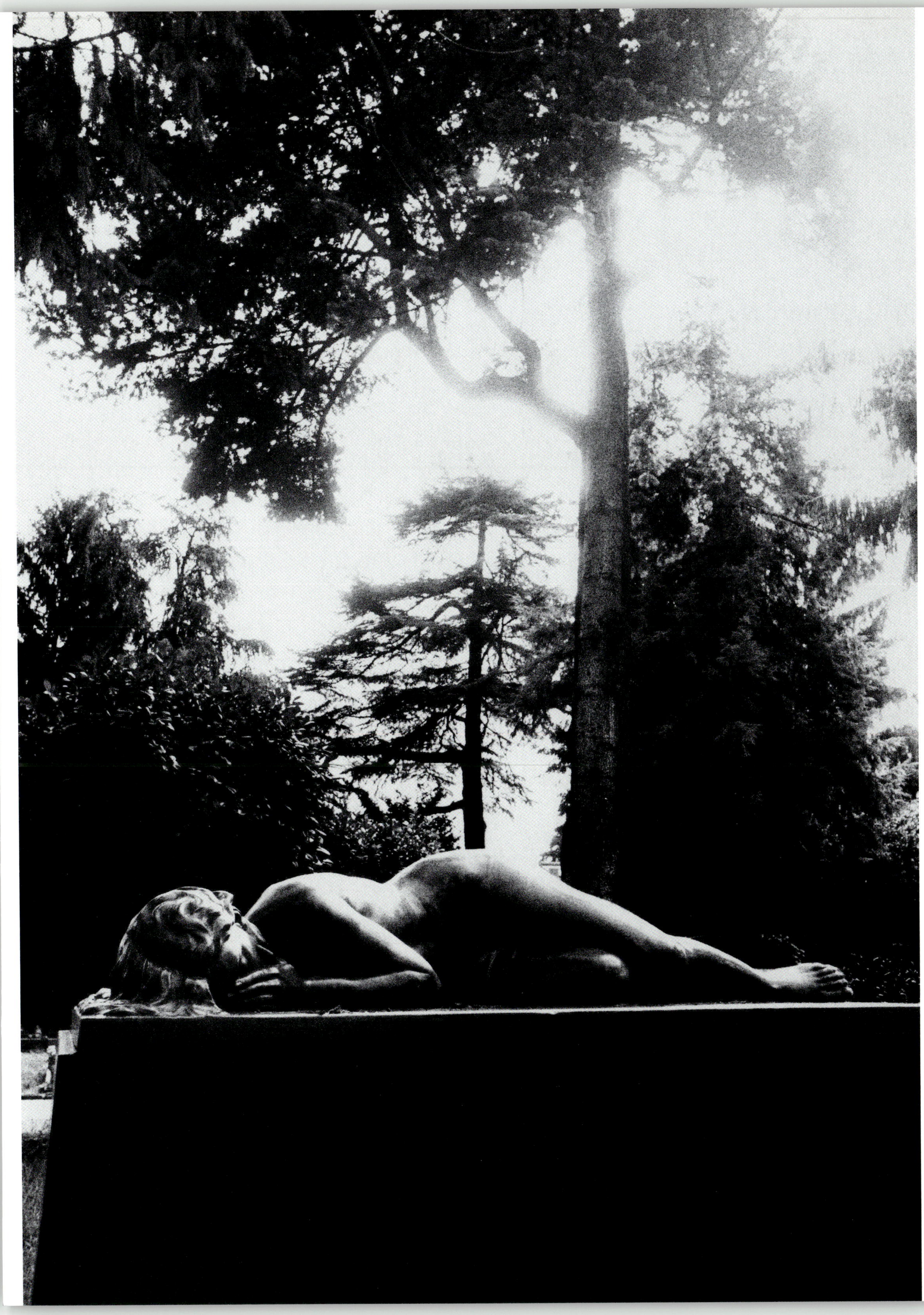

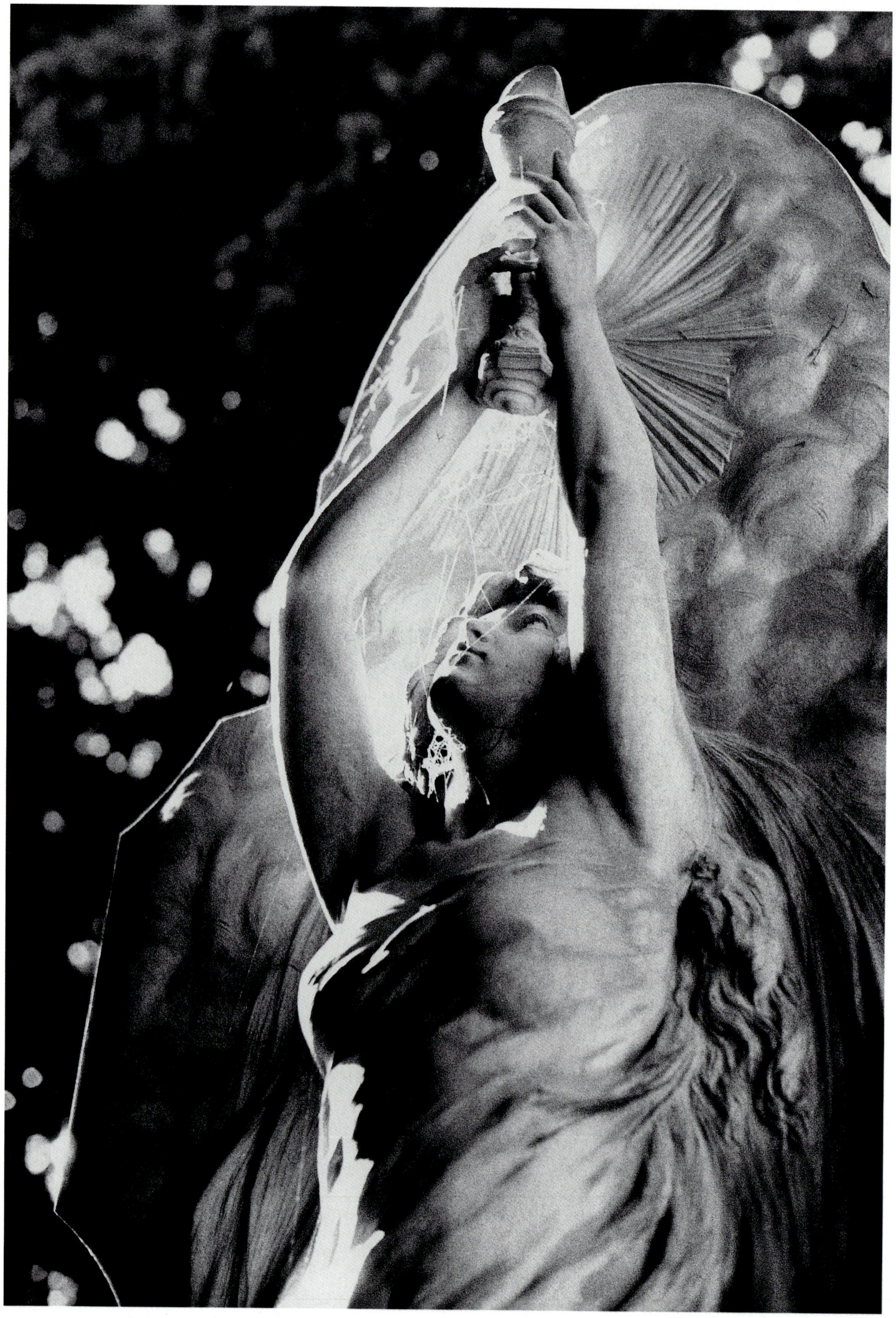

Halt an die Zeit

Halt an die Zeit,
dann tanzen wir in den Himmel!
Bis zum nächsten Morgen,
wenn der letzte Stern erlischt.

Erzähl mir Geschichten,
dann lausche ich deinen Worten!
Bis zum letzten Moment,
wenn die Zeit verrinnt.

Hör meinen Herzschlag,
dann bist du glücklich!
Bis ans Ende der Tage,
wenn der Abschied kommt.

Spür meine Liebe,
die unendlich tief und stark!
Bis in dein Herz,
wenn das Feuer alles verbrennt.

Halt an die Nacht,
dann lieben wir uns immer und ewig!
Bis ins nächste Leben,
auch wenn alles nur Träume sind.

Linke Seite:
Cimitero di Staglieno, Genua

Seite 70:
Cimitero della Certosa, Ferrara

Seite 71:
Cimitero delle Porte Sante, Florenz

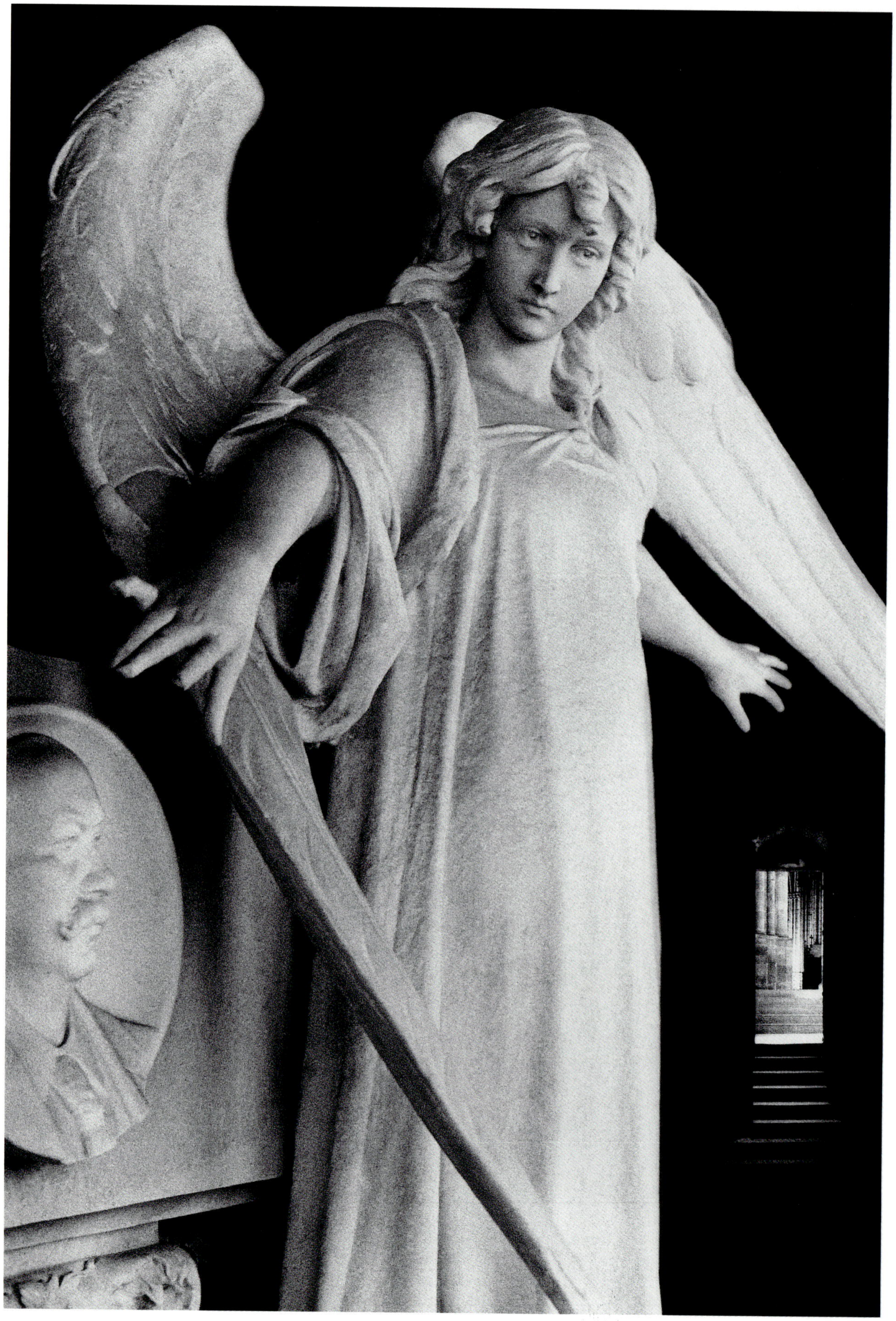

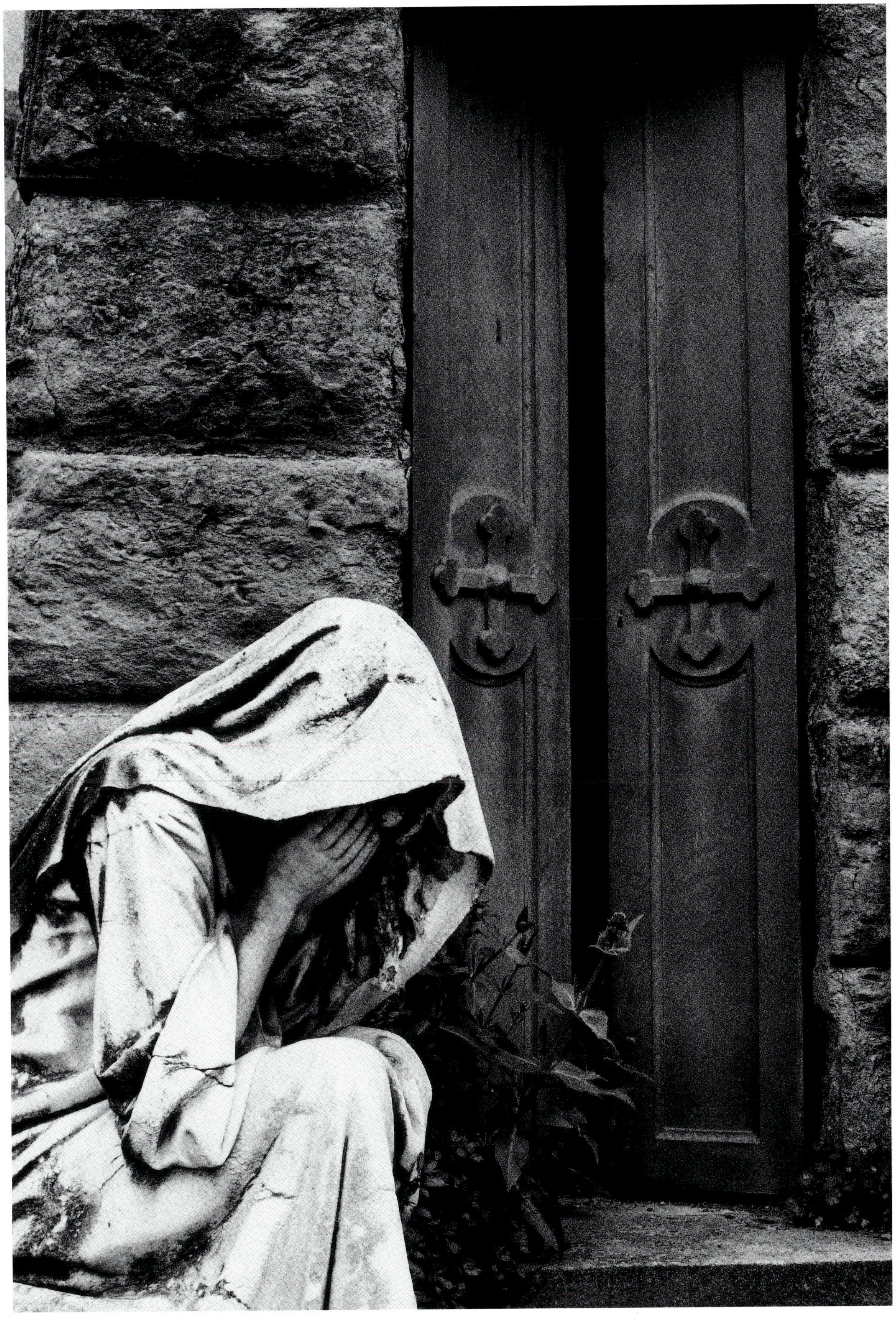

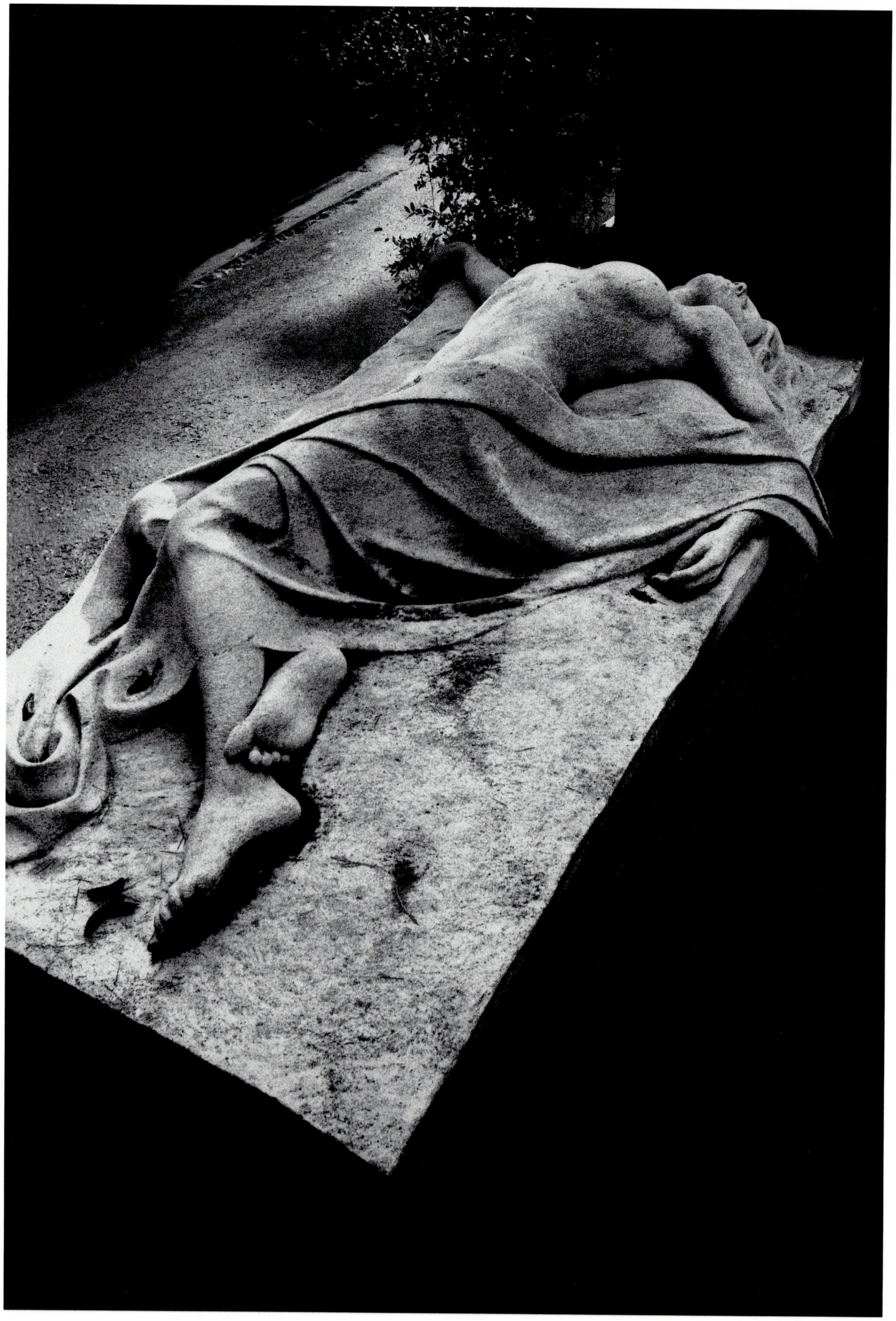

So wie ...

Du kannst mein Feuer nicht zum Erlöschen bringen,
denn es brennt zu heiß.
Wunderschön ist es für mich,
wenn die Glut alles verbrennt, tief und unaufhörlich,
so wie das Sternenfeuer.

Du kannst mir die Träume nicht nehmen,
denn sie sind mein!
Romantisch wie die schönsten Märchen,
die geschrieben stehen in den Büchern des Himmels.
Geheimnisvoll und unergründlich,
so wie das Schicksal selbst.

Du kannst meine Liebe nicht töten,
denn sie ist zu stark.
Wie auf Wolken gebettet fühle ich mich,
wenn ich deinen Herzschlag spüre, liebevoll und sanft,
so wie du eben bist.

Linke Seite:
Cimitero Monumentale,
Mailand

Zukunft

An diesem Tage
blicke ich in die Zukunft und erkenne die Schatten,
die auf mir liegen.
Fern aller Zeit möchte ich sein,
denn Dunkelheit erwartet mich.
Grauen umklammert meinen Geist und ich versinke
in den Abgründen, die vor mir liegen.

An diesem Tage
spüre ich die Zukunft und bitte dich, bleibe da,
weil ich sonst sterbe.
Fern aller Ängste möchte ich sein,
doch ich versinke allein.
Tränen verschleiern meinen Blick,
weil ich sterbe, wenn du gehst.

An diesem Tage
erkenne ich die Zukunft und versuche, sie zu ändern,
da sie mich erdrückt.
Fern aller Welten möchte ich sein,
denn du verläßt mich.
Angst kettet meine Seele und ich verliere den Glauben,
weil das Leben sinnlos erscheint.

An diesem Tage
blicke ich auf das Blut,
das meinen Körper verläßt.

Rechte Seite:
Cimitero Protestante,
Rom

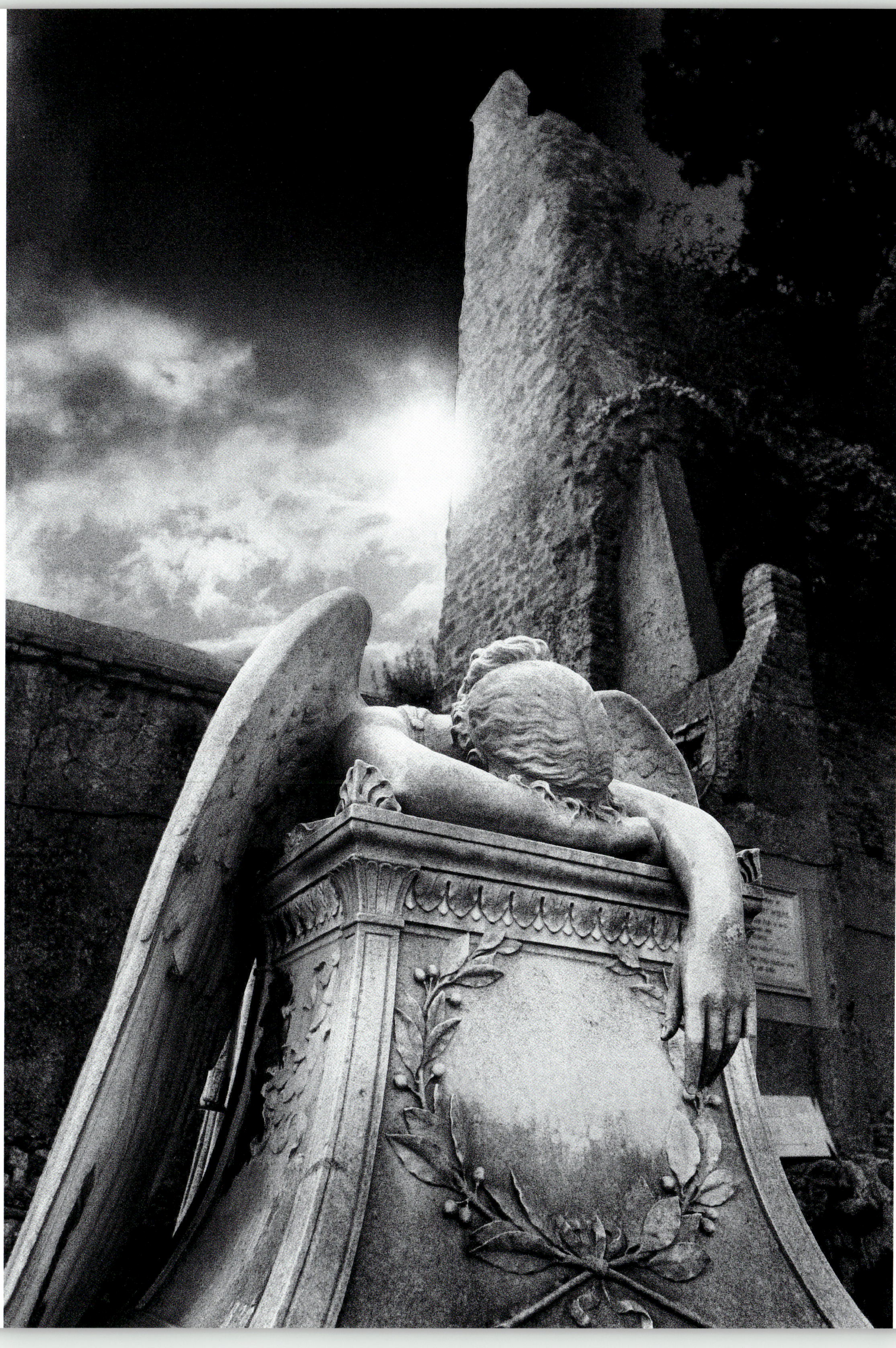

Worte in Stein

Wenn ein Engel Worte in Stein meißelt,
beginnen Erinnerungen zu leben.
Nacht für Nacht blickt er tief in dein Herz,
um Gedanken der Ewigkeit zu formen.
Abschiedsworte für all jene,
die zurückbleiben und dir doch ihre Liebe schenken.

Wenn der Engel für dich Worte meißelt,
tröste dein Herz und schwebe sanft hinüber.
Nacht für Nacht blicke vom Himmel,
da die Liebe in den Herzen bei dir ist.
Behüte all jene, die weinen und
den Trost der Worte nicht verstehen.

Wenn du einmal meinen Namen in Stein meißelst,
gedenke meiner so, wie ich war!

Reche Seite:
Cimitero Monumentale, Mailand

Seite 78:
Cimitero Cattolico di S. Anna, Triest

Seite 79:
Cimetière du Père-Lachaise, Paris

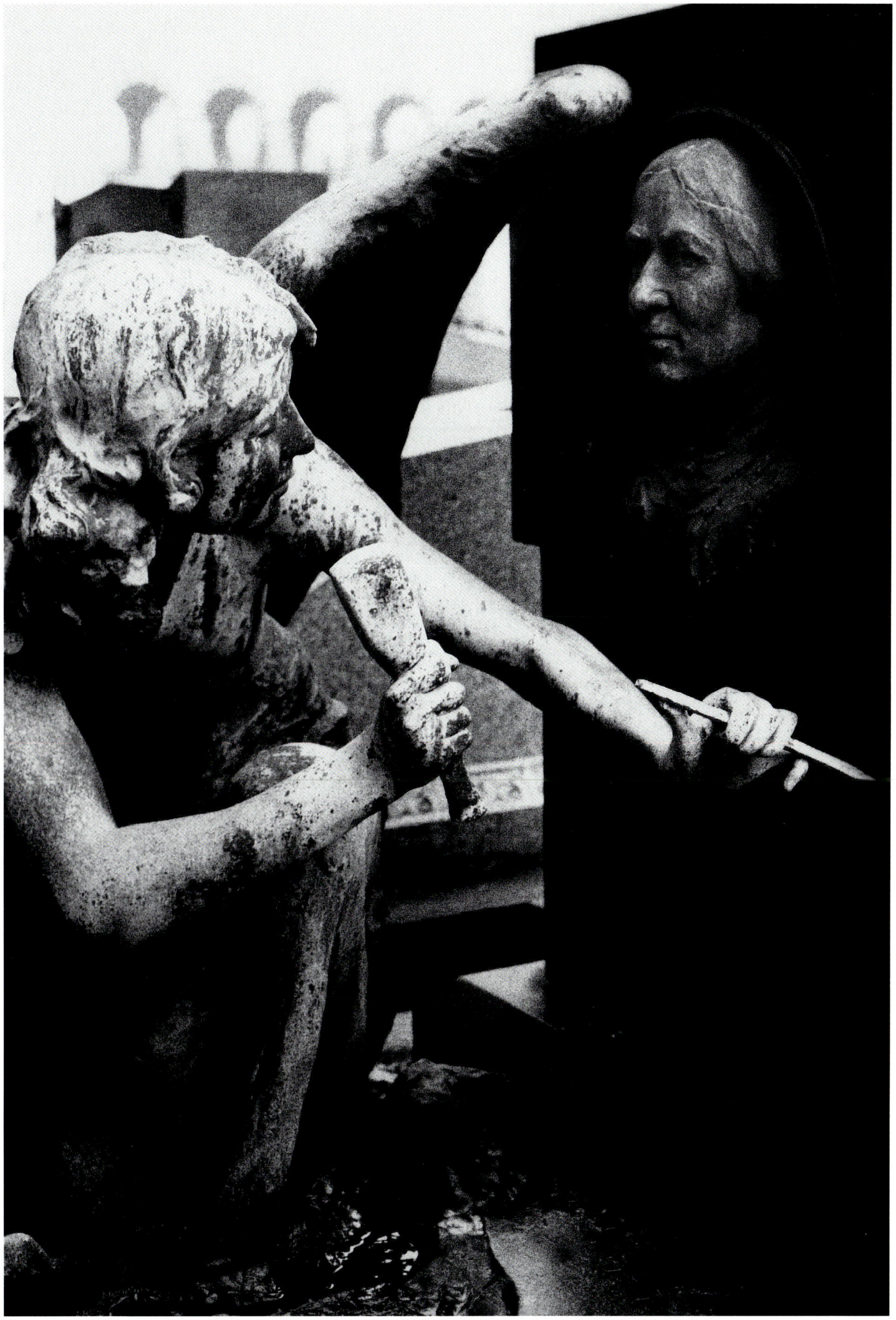

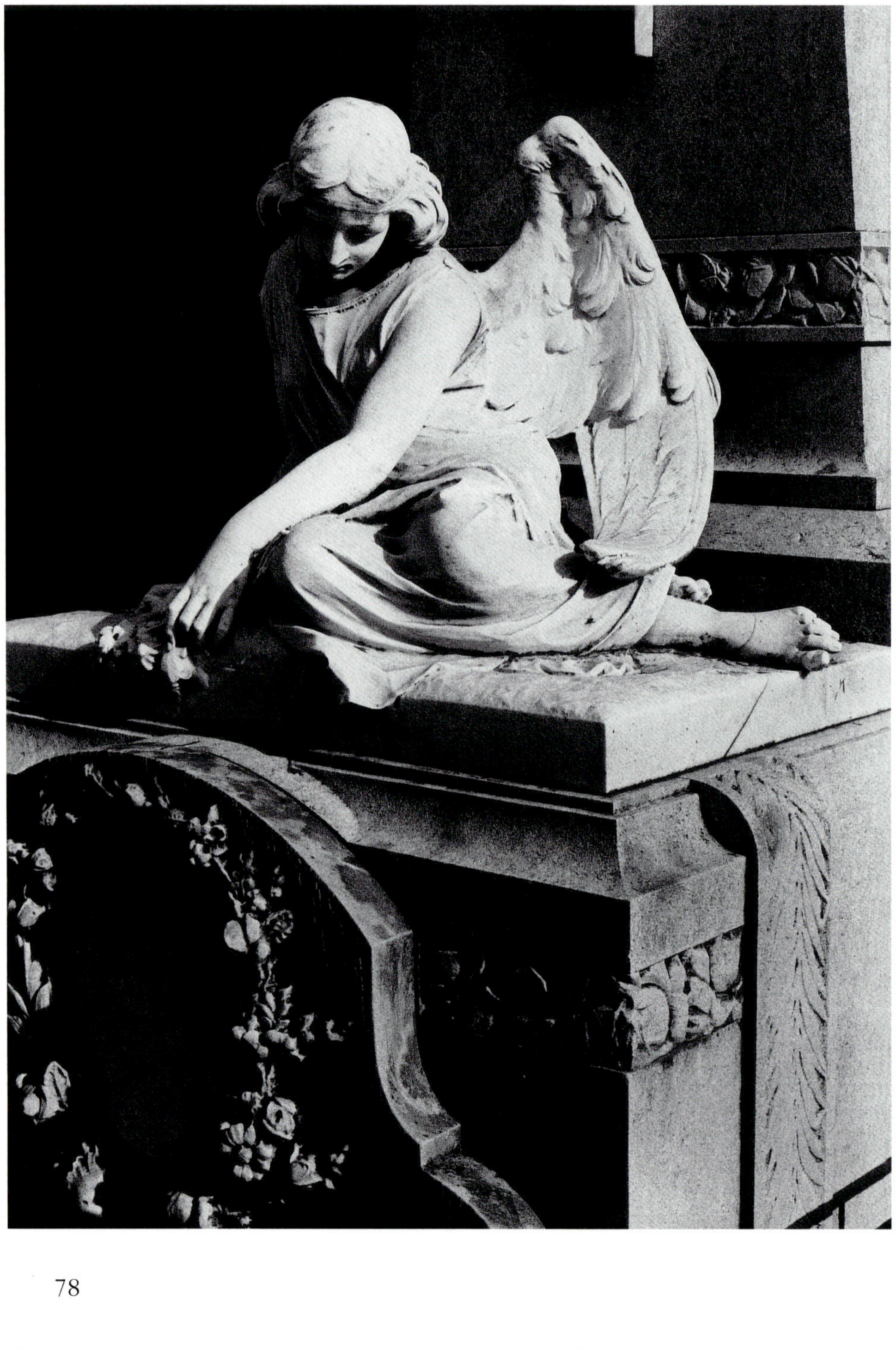

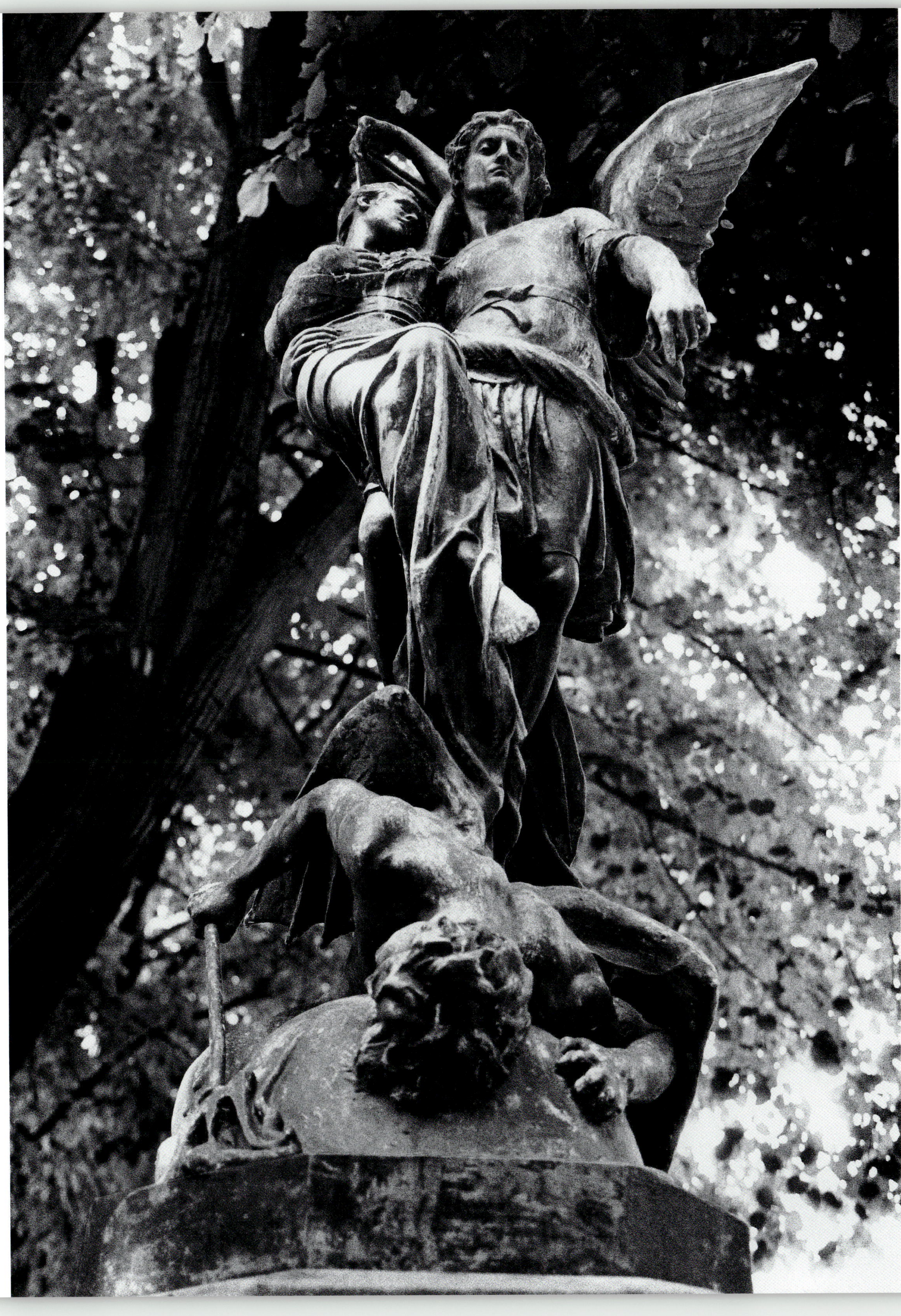

Ich hab …

Ich hab deine Seele weinen hören,
in all den Stunden der Einsamkeit.
Ich konnte dich nicht trösten,
darum weint auch mein Herz.

Unsere Leidenschaft ist so tief,
doch denke immer daran,
daß die Liebe Tränen bringt,
darum höre auch du meine Seele weinen.

Ich hab deine Augen strahlen sehen,
in den Momenten des Glücks.
Ich konnte dir ganz nah sein,
darum strahlt auch mein Herz mit dir.

Abschiednehmen tut so weh,
doch denke immer daran,
daß du in meinem Herzen lebst
und daß wir uns wiedersehen!

Rechte Seite:
Cimitero della Certosa, Ferrara

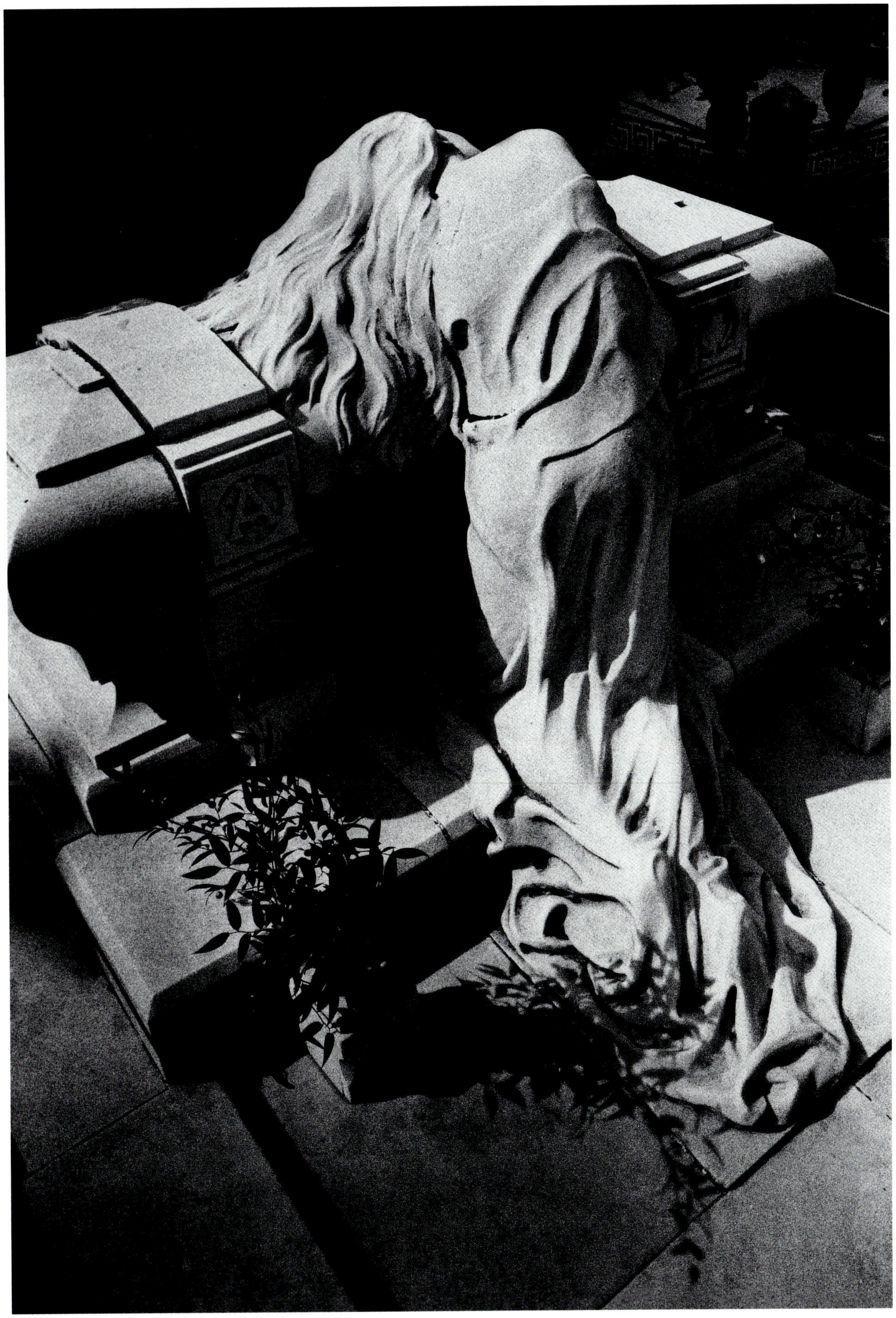

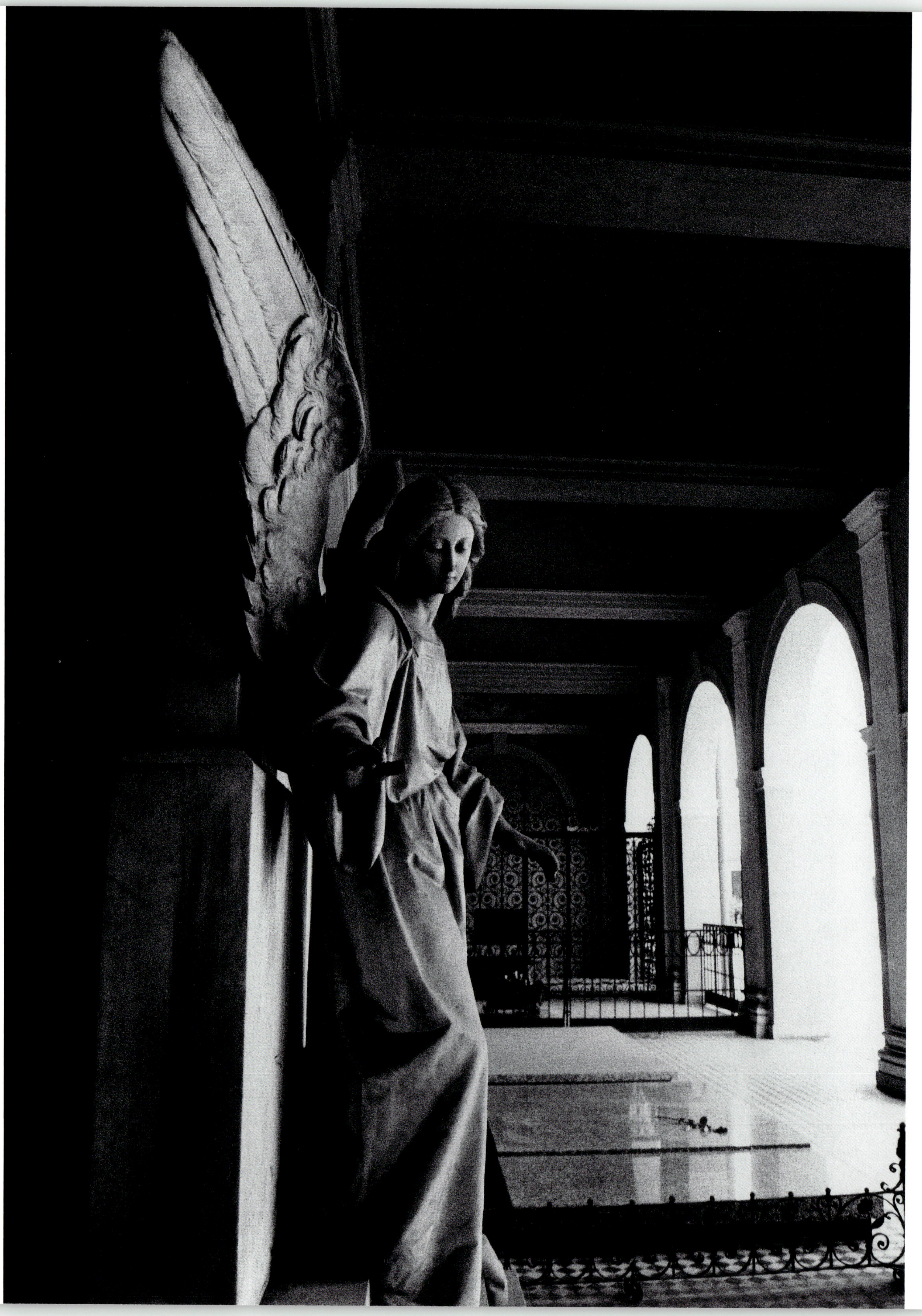

Engel aus Stein – die vierte Begegnung

Als mein Freund, der Engel aus Stein, mich rief, folgte ich dem Weg, den ich schon so oft gegangen war. Ich saß an seiner Seite und lauschte seiner Erzählung.

„Als der Frühling ins Land zog, fand ein Mädchen seine Liebe. Rot wie die schönsten Rosen waren ihre Lippen und schwarz wie eine mondlose Nacht ihr Haar, so sah ich sie das erste Mal. Ihr Geliebter versprach ihr am ersten Tag den Himmel auf Erden, am zweiten Tag küßte er sie dort auf dieser Bank und brach ihr Herz. Am dritten Tag schenkte er ihr wilde Rosen und verließ sie ohne Abschiedsworte.

An den folgenden Tagen sah ich sie dort drüben sitzen und auf ihren Geliebten warten, dem sie vertraut hatte. Tränen fielen zur Erde, und ihre Schönheit verblühte. Als die roten Rosen verwelkten, fand das Mädchen den Tod. Sie ging den Weg zum Fluß, um vom Leben Abschied zu nehmen."

Der Engel aus Stein vergoß eine Träne und ich mit ihm, denn ich blickte auf diese Bank, auf der wilde Rosen wucherten. Brach eine ab und schenkte sie meinem Freund, dem Engel aus Stein.

*Linke Seite:
Friedhof St. Pölten*

Verlorenes Paradies

Ich wünsche mir, daß ich es wiederfinde,
das verlorene Paradies,
dort, wo meine Liebe nicht erstirbt.
Meine Erinnerungen lege ich dir ins Herz,
von einer gemeinsamen Zeit,
in der ich glücklich war wie nie zuvor.
Irgendwann strahlt meine Seele im Licht der Ewigkeit,
dort, wo die Zeit sich mit den Tränen vereint,
so kehre ich als Engel zurück zu dir.
Meine Liebe soll dich begleiten
in dieser schmerzvollen Stunde,
wenn ich nicht mehr bei dir bin.

Ich wünsche mir, daß ich eines Tages wiederkehren kann,
wenn dein Herz in Trauer weint.
Deine Sehnsucht wird mich rufen,
in einer Zeit der Stille,
in der wir uns glücklich in die Arme nehmen.
Irgendwann wirst auch du ein Engel,
dann werde ich dich erwarten,
und wir gehen zusammen in die Ewigkeit.
Unsere Liebe soll uns Flügel verleihen,
in einem neuen Leben im verlorenen Paradies.

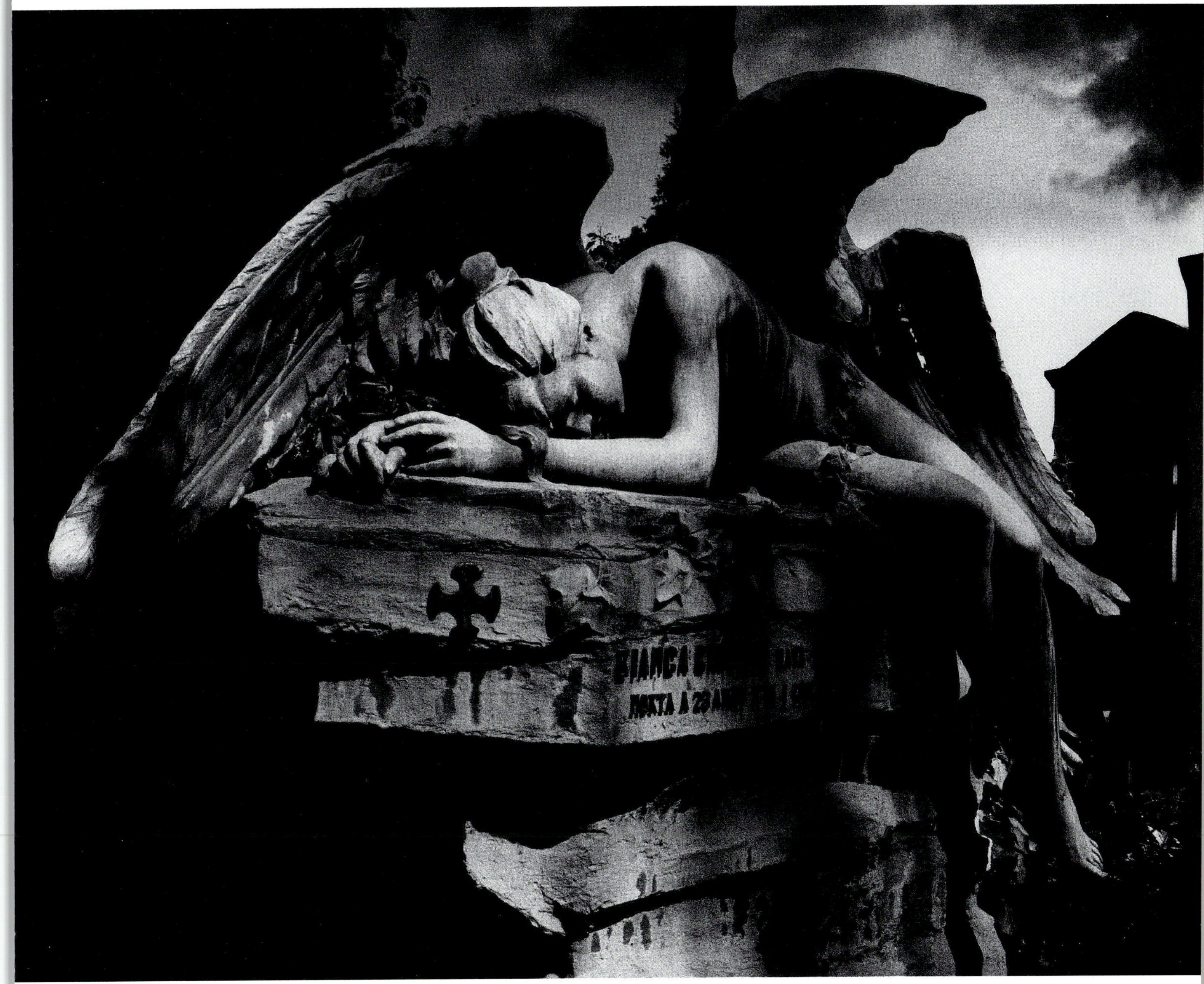

Oben:
Cimitero di Campo Verano, Rom

Seite 86:
Cimitero Monumentale, Mailand

Seite 87:
Cimitero Civico, Cremona

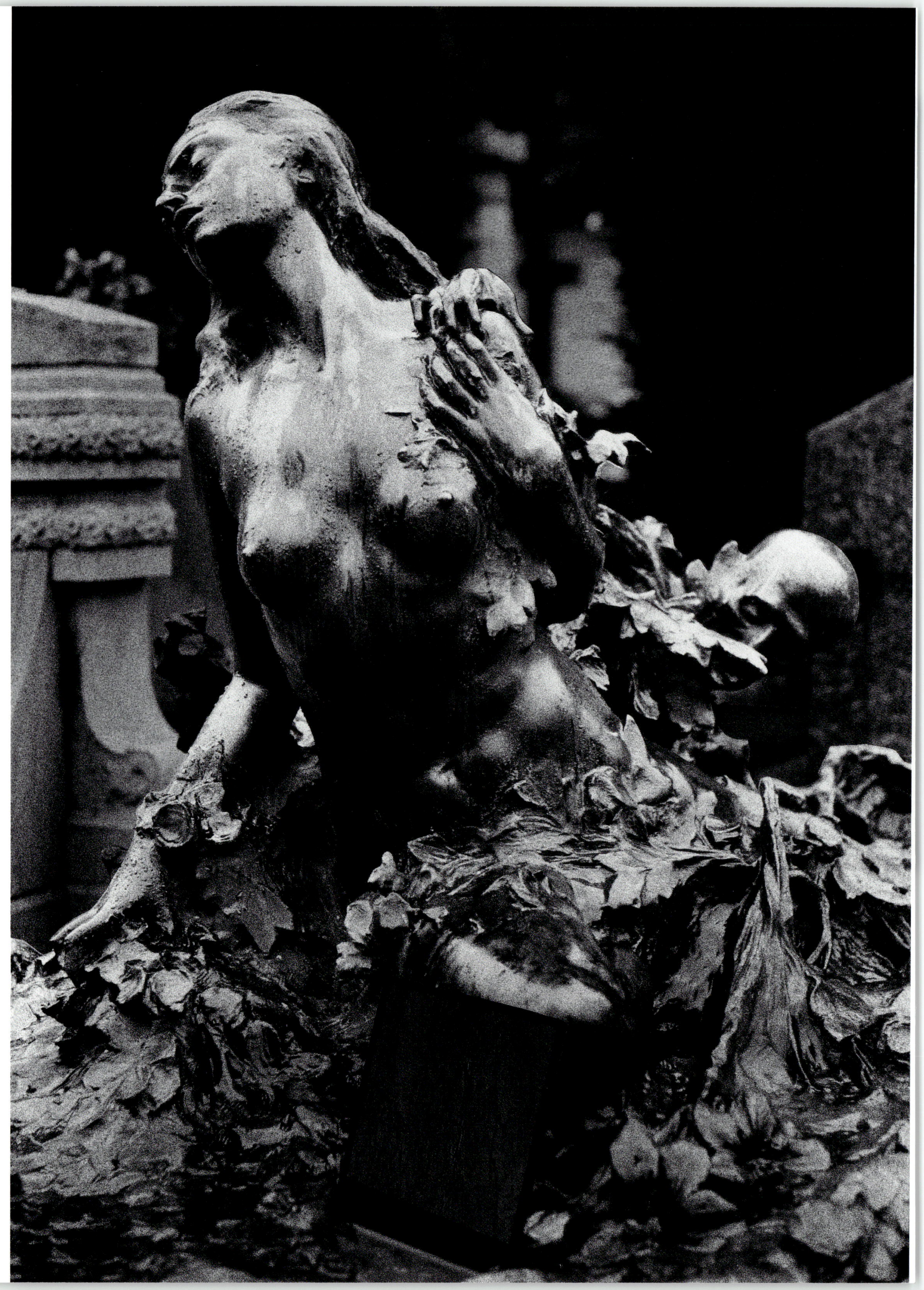

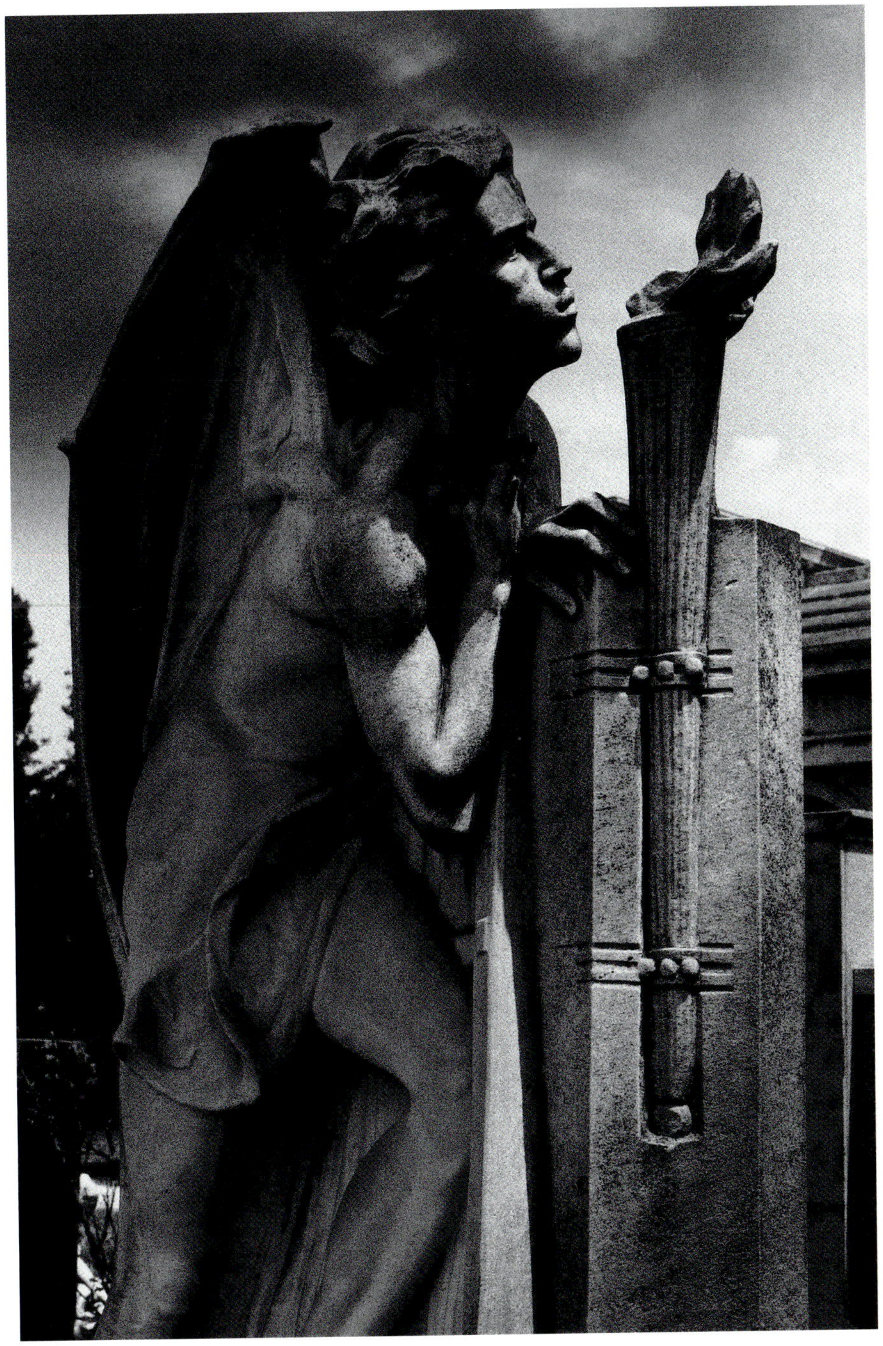

Gib mir deine Hand

Laß mich in deinem Herzen weiterleben,
wenn ich Abschied nehmen muß.
Sanft will ich zurückblicken zu dir,
denn meine Tränen sollen mit dir gehen.

Gib mir deine Hand in der schweren Stunde,
wenn ich in die Stille entfliehen werde.
Die Liebe will ich zurücklassen bei dir,
denn meine Gefühle sollen dich leiten.

Laß mich in deinen Gedanken erwachen,
wenn mir das Leben verwehrt ist.
Lächelnd will ich zu dir blicken,
denn meine Liebe soll dich trösten.

Reich mir deine Hand in der schweren Stunde,
wenn auch du in die Stille gehen mußt.
Sanft will ich dich zu mir holen,
damit keine Träne mehr vergossen wird.

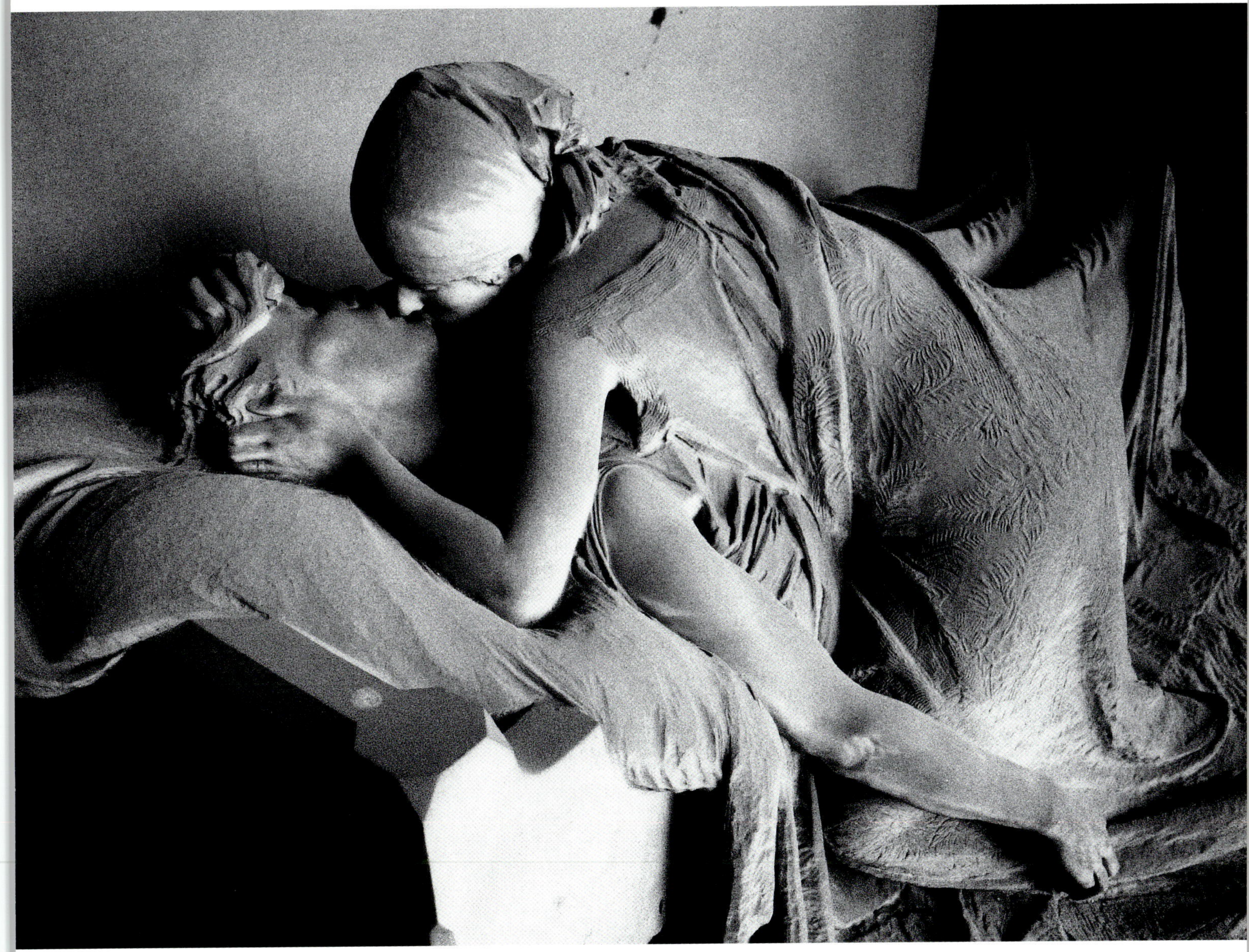

Oben:
Cimitero Monumentale,
Mailand

Schloß in den Wolken

Ich möchte die Wolken mit den Händen fangen,
wieder loslassen und mich darüber freuen,
doch Wolken fliegen mit dem Wind und sind frei!
Glück läßt sich nicht fangen,
auch wenn ich es mir noch so wünsche –
und so suche ich weiter.

Ich möchte die Sterne vom Himmel holen,
wieder zurückwerfen und dabei lachen,
doch Sterne gehören der Nacht und nicht mir!
Freude läßt sich einfacher bekommen,
auch wenn ich manchmal daran zweifle –
und so träume ich weiter.

Ich möchte alle Liebe dieser Welt in ein Glasherz sperren,
nicht mehr loslassen und bewachen,
doch die Liebe gehört allen und nicht mir allein!
Liebe läßt sich nicht erzwingen,
auch wenn ich davon träume –
und so suche ich weiter.

Ich möchte mit den Engeln im Himmel tanzen,
dabei singen und mich freuen,
doch Flügel erwachsen nur in Bescheidenheit!
Wünsche erfüllen sich manchmal von selbst,
auch wenn ich es nicht glaube –
und so träume ich weiter
von meinem Schloß in den Wolken.

Rechte Seite:
Cimitero Monumentale,
Mailand

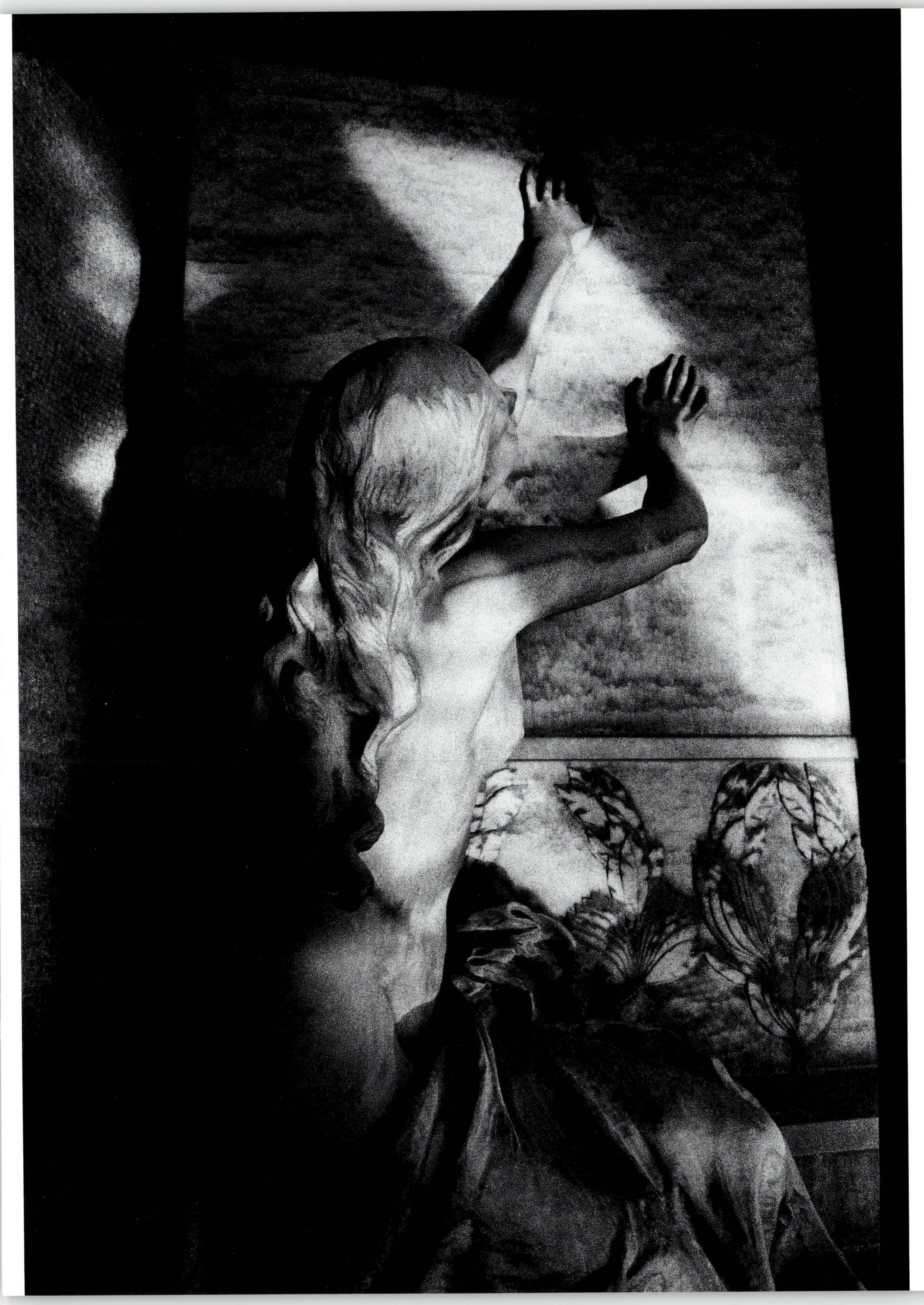

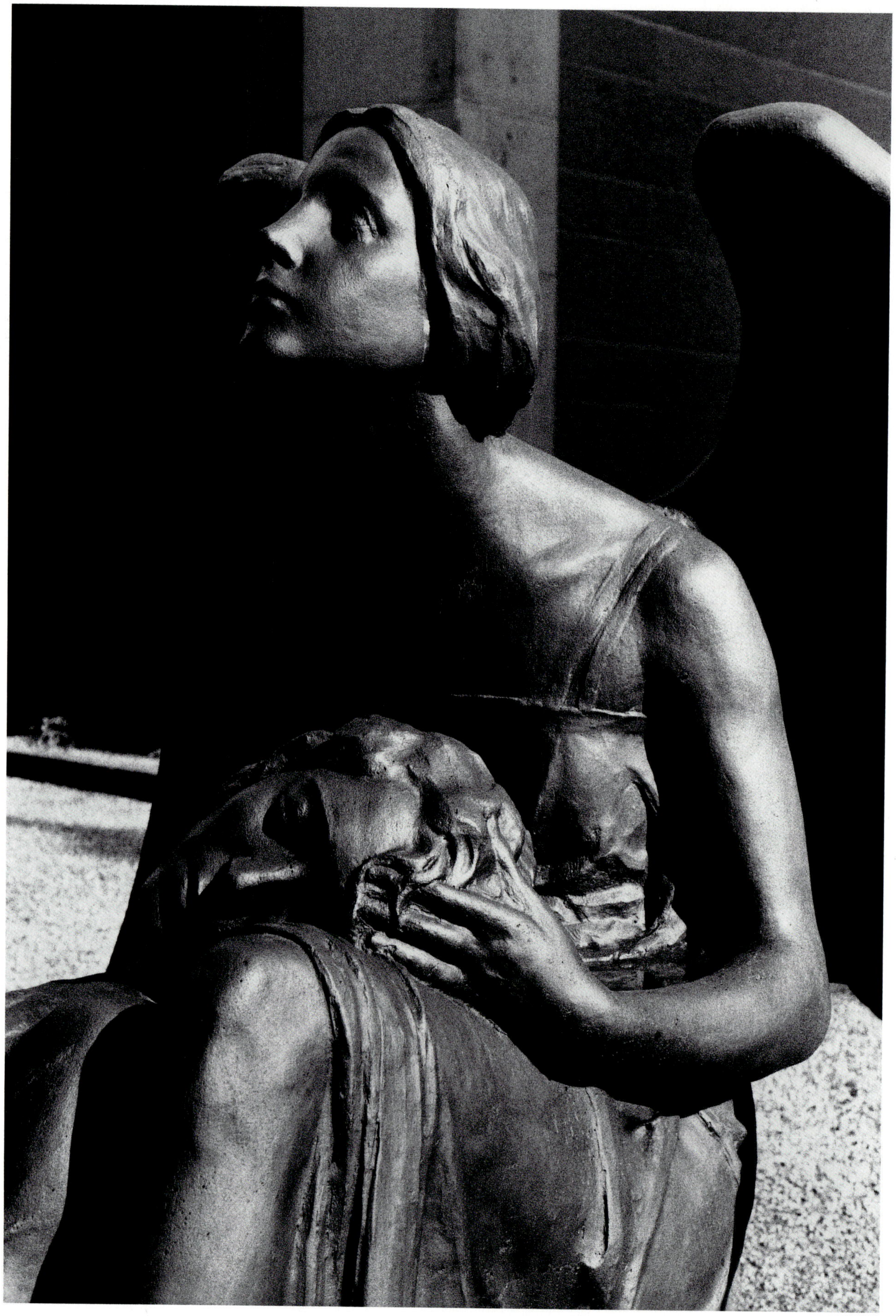

Teufelswerk und Engelszunge

Als ich im Land der Träume umher wanderte,
suchte ich nach der Wahrheit,
die auf Erden nicht zu finden war.
Süß waren die Worte, die ich vernahm
verführerisch aus Teufelsmund.

Wahrheit oder Lüge wollte ich nicht erkennen,
denn die Versuchungen hielten mein Herz in Bann.
Falschheit war der Schlüssel zum Tor der Macht
und glänzend sein Schein,
als wäre er geschmiedet von Engelshand.
Blendwerk des Teufels, geformt im Land der Alpträume,
das mich in die Irre führte.

Gut und Böse waren nicht mehr zu trennen,
denn die Hoffnung auf Liebe legte mein Herz in Ketten.
Doch diese Liebe war die Lüge am Abgrund der Hölle,
und schwer waren meine Tränen,
als tropften sie aus eines Engels Herz.

Lockend war der Glanz dieser Welt, der ich verfiel,
doch ein Engel reichte mir seine Hand,
damit der Irrweg ein Ende nehme.
Sanft waren die Worte seines Herzens, denen ich glaubte,
und so führte mich der Engel in das Land der Wahrheit.

Linke Seite:
Cimitero Monumentale,
Mailand

Seite 94:
Zentralfriedhof,
Wien

Seite 95:
Zentralfriedhof,
Wien

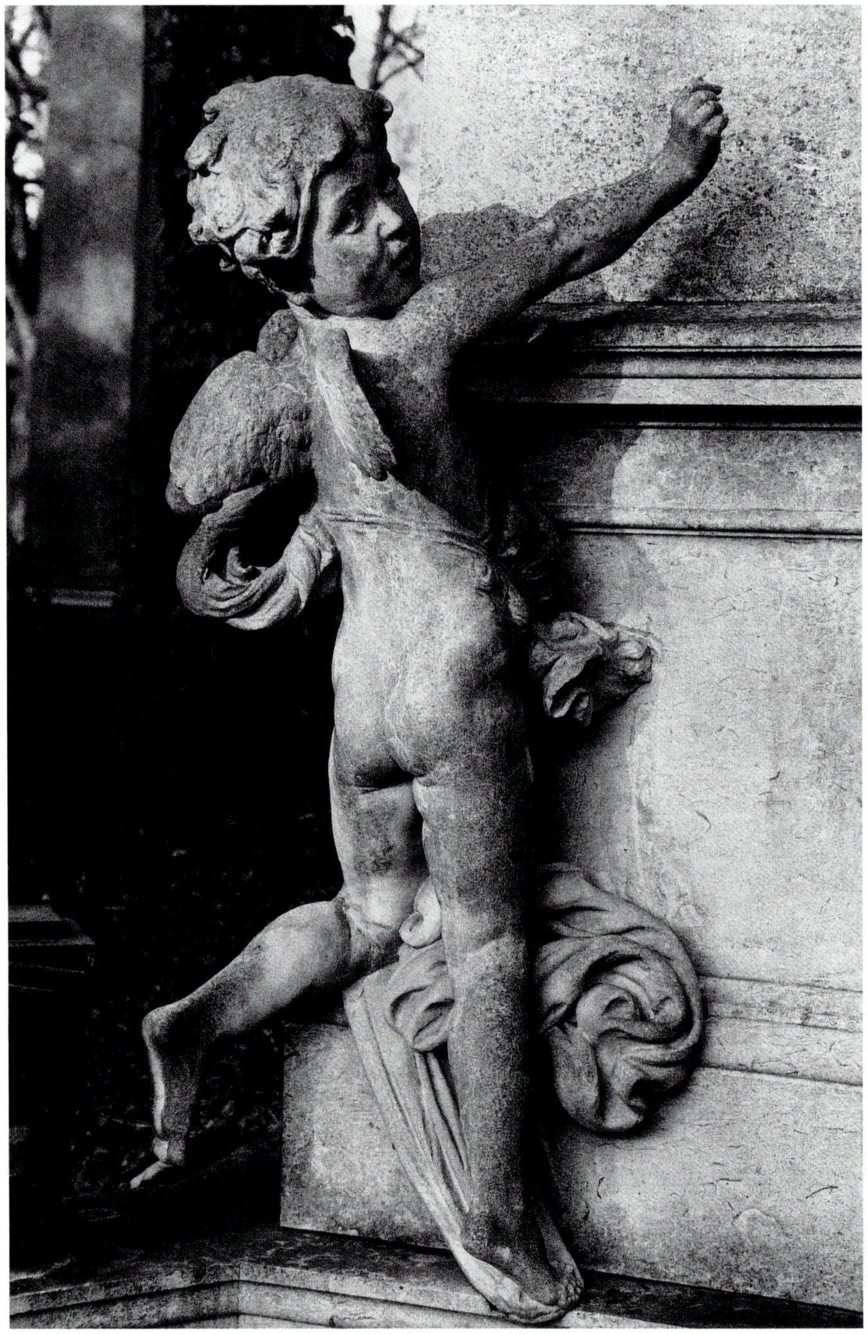

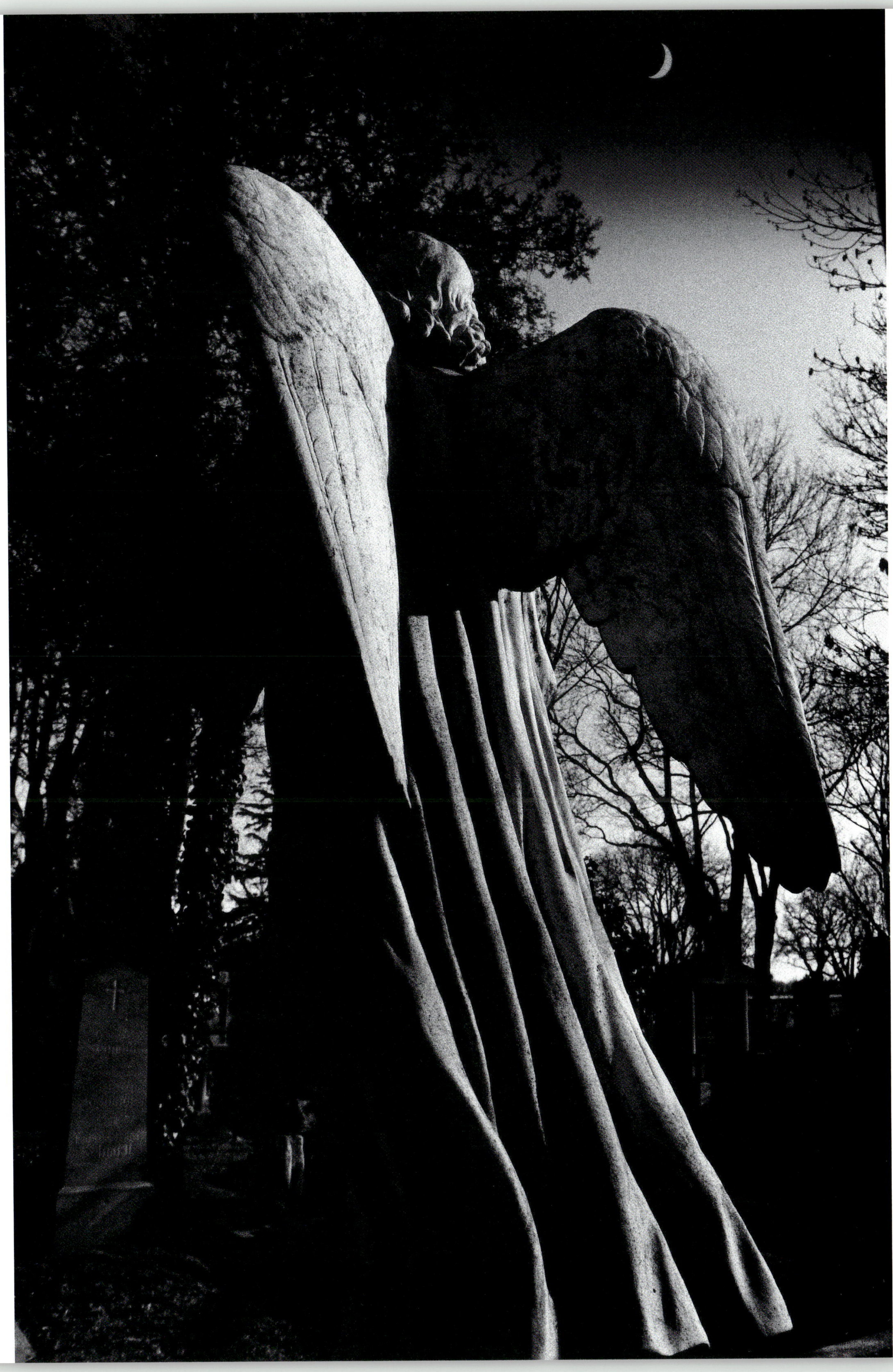

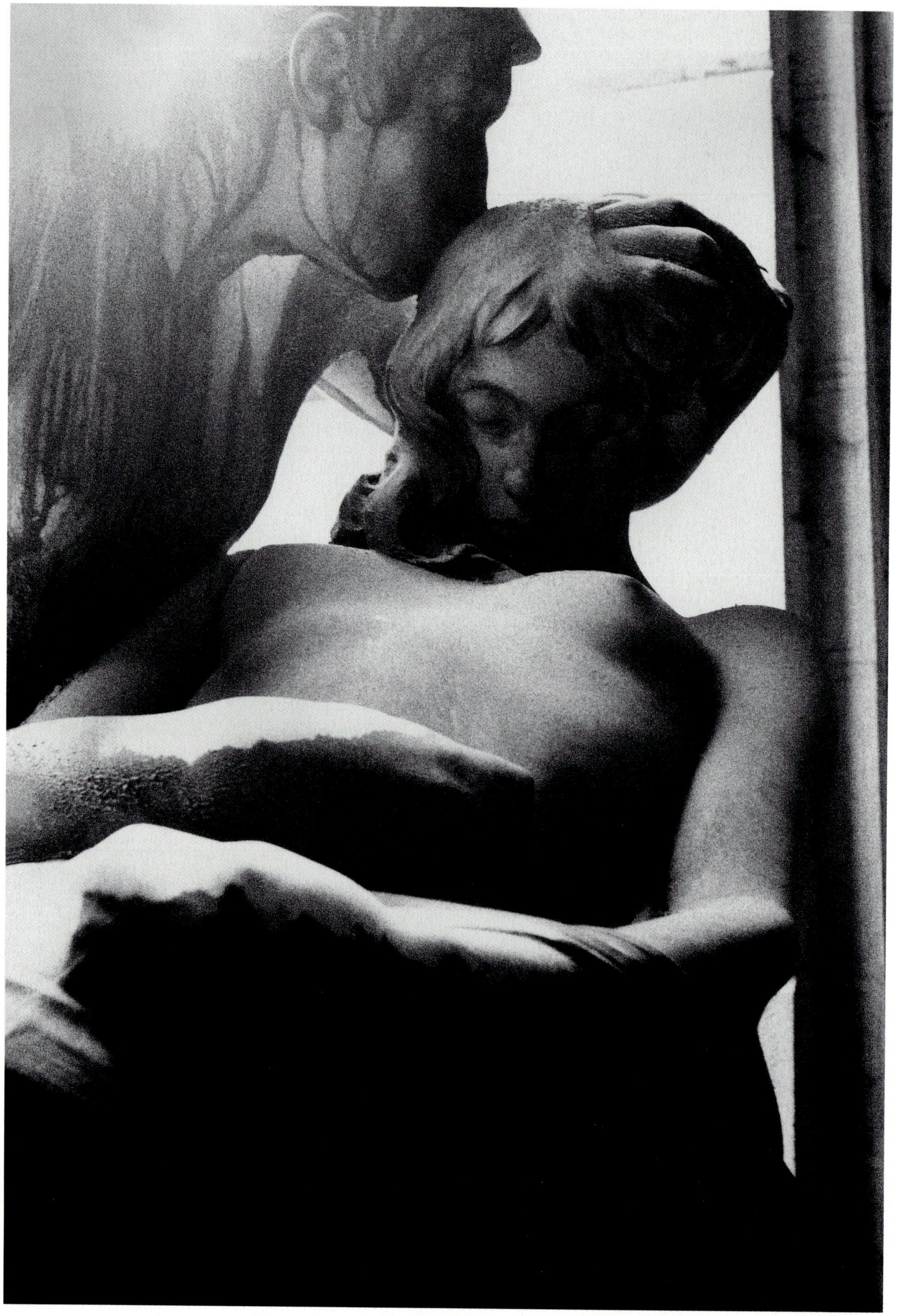

Laufe zu dir …

Du bist die Antwort, nur du allein!
Ich weiß, Gefühle, die so tief,
bleiben länger als die Ewigkeit.
Ich laufe zu dir und umarme dich,
nur dich allein.
Jeder Tag, an dem du nicht bei mir bist,
ist wie eine Nacht ohne Sterne.

Du bist das Licht, nur du allein!
Ich spüre eine Liebe, die so stark,
stärker als alles andere.
Ich laufe zu dir und küsse dich,
nur dich allein.
Jede Nacht, in der du nicht bei mir bist,
ist wie ein Meer ohne Wasser.

Du bist mein Gegenstück, nur du allein!
Ich fühle eine Sehnsucht, so zärtlich,
liebevoller als alles andere.
Ich laufe zu dir und liebe dich,
nur dich allein.
Jede Stunde, in der du nicht bei mir bist,
ist wie ein Engel ohne Flügel.

Du bist mein Gedanke, nur du allein!
Ich weiß, das Leben mit dir wird schön,
schöner als alles andere.
Ich laufe zu dir und bleibe da,
nur bei dir allein.
Jeder Augenblick, in dem du nicht bei mir bist,
ist wie ein Leben ohne Sinn.

Linke Seite:
Cimitero di Staglieno,
Genua

Engel aus Stein – die fünfte Begegnung

Wie an vielen Abenden zuvor eilte ich zu meinem Freund, dem Engel aus Stein. Stille beherrschte den alten Friedhof, der gespenstisch vor mir lag. Furcht überkam mich, und der Engel erzählte mir leise.

„In manchen Nächten öffnet sich ein Tor zum Jenseits. Verlorene Seelen verlassen ihre Schattenwelt, um vielleicht doch noch das Werk zu vollenden, das ihnen im Leben nicht mehr möglich war. Gerade auf den Todesäckern, wo ewige Stille regiert, kehren sie wieder. Eine arme Seele, die nicht versteht, warum ihr Geliebter sie verlassen hat, wandert oft des Nachts über diesen Ort. Lange schon hofft sie darauf, daß ihr untreuer Ehemann an ihr Grab kommt, um ihrer zu gedenken. Trauer und Schmerz rissen ihr damals tiefe Wunden ins Herz und eines Nachts verschied sie einsam. Frieden fand sie keinen, denn sie wußte nicht, warum seine Liebe erloschen war. So wandelt sie in vielen Nächten über diesen Friedhof, in der Hoffnung, doch noch eine Antwort zu finden."

Ich blickte nachdenklich zum Sternenhimmel und erkannte, daß es nicht nur diese eine Seele war, die nach ihrem Tode eine Antwort suchte.

Rechte Seite: Zentralfriedhof, Wien

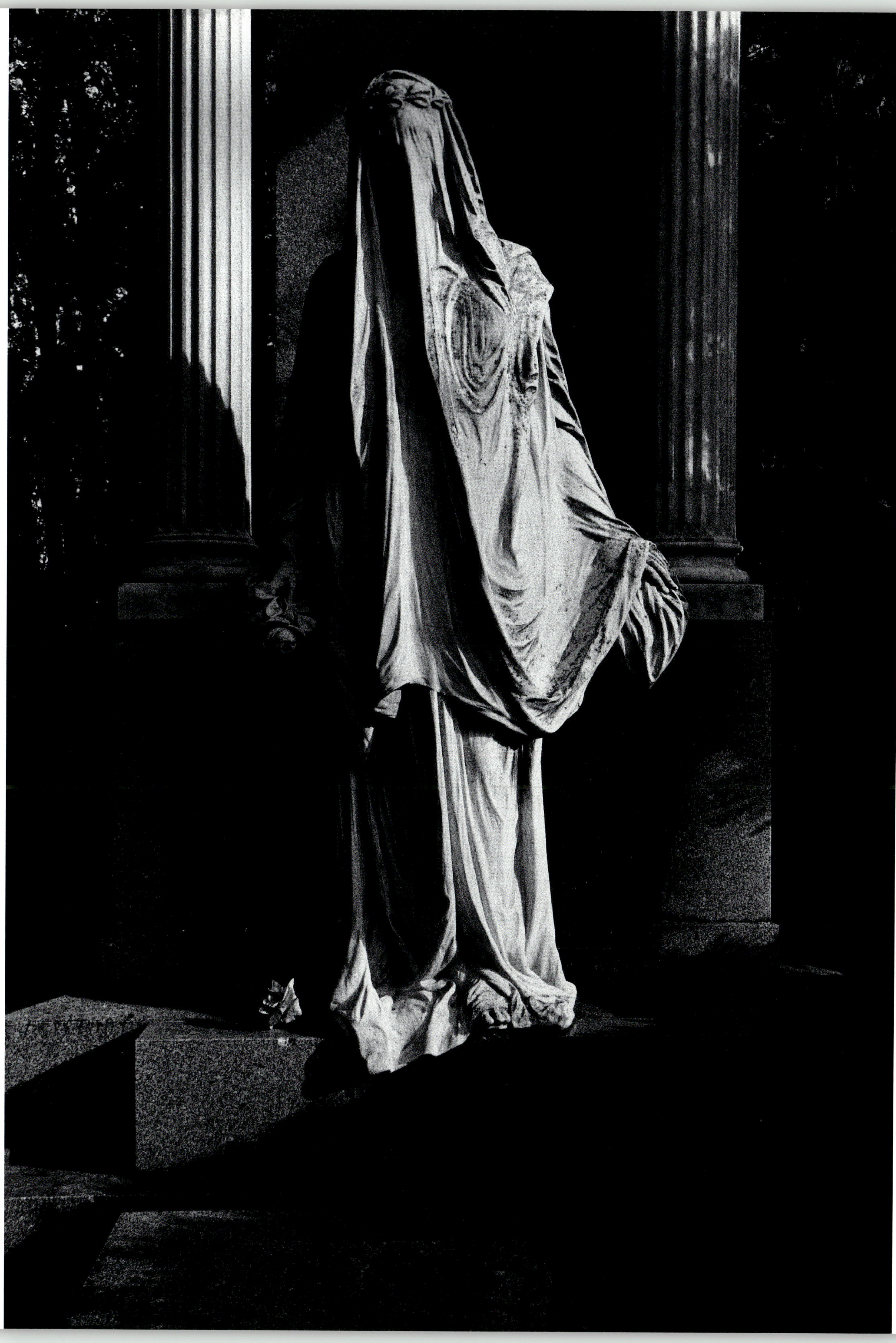

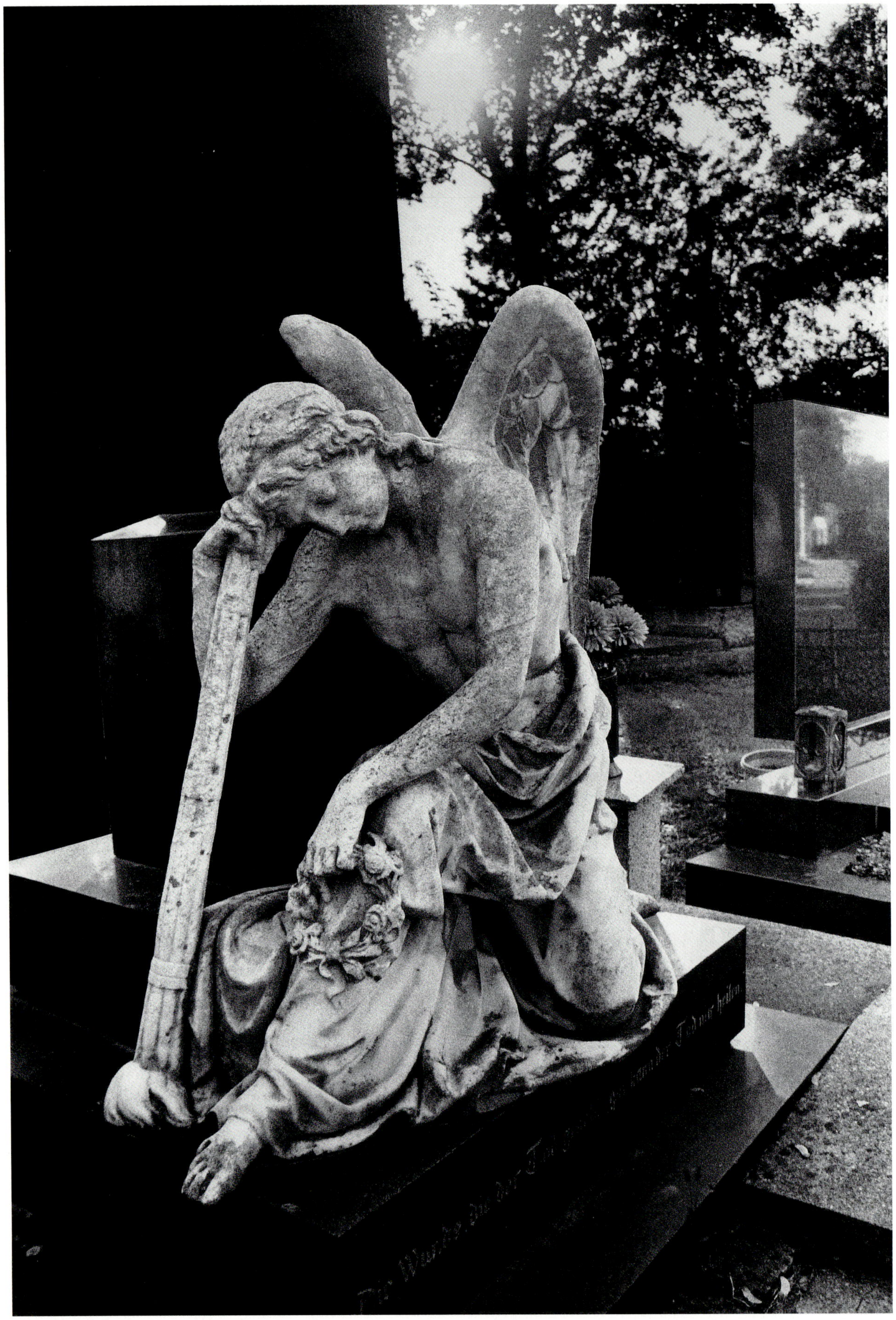

*Linke Seite:
Zentralfriedhof,
Wien*

*Seite 102:
Cimitero Monumentale della
Misericordia, Siena*

*Seite 103:
Cimetière Montparnasse,
Paris*

Engel aus Stein – die sechste Begegnung

Nebelschwaden zogen an diesem Abend über den alten Friedhof, wo mein Freund, der Engel aus Stein, wachte. Einsam war er und genau in solchen Momenten verstand ich sein Leid. Ich streichelte sanft sein Haupt und hörte wieder auf die Stimme seines Herzens.

„Blicke dort hinüber auf das überwucherte Grab. Unkraut und Dornen umhüllen es, als hätten sie etwas zu verbergen. Ein Mann liegt dort begraben, um den noch nie ein Mensch getrauert hat. Alle verhöhnten ihn, denn sein Antlitz prägten viele Narben, so daß er als Monster galt. Schwere Krankheit zeichnete seinen Körper und irgendwann wurde ihm der Spott zuviel. Er zog sich ganz in die Einsamkeit zurück und haßte alle Menschen. Begraben ohne Tränen, vergessen und totgeschwiegen, so wartet seine arme Seele auf Erlösung, daß sich doch nur einmal einer erbarmt und seiner gedenkt. Ohne Liebe wird ein Mensch böse und gerade darum sollte man nicht nur auf sein Äußeres blicken, sondern auch in sein Herz."

Ich schritt zu dem überwucherten Grab und pflanzte von diesem Tage an Blumen darauf.

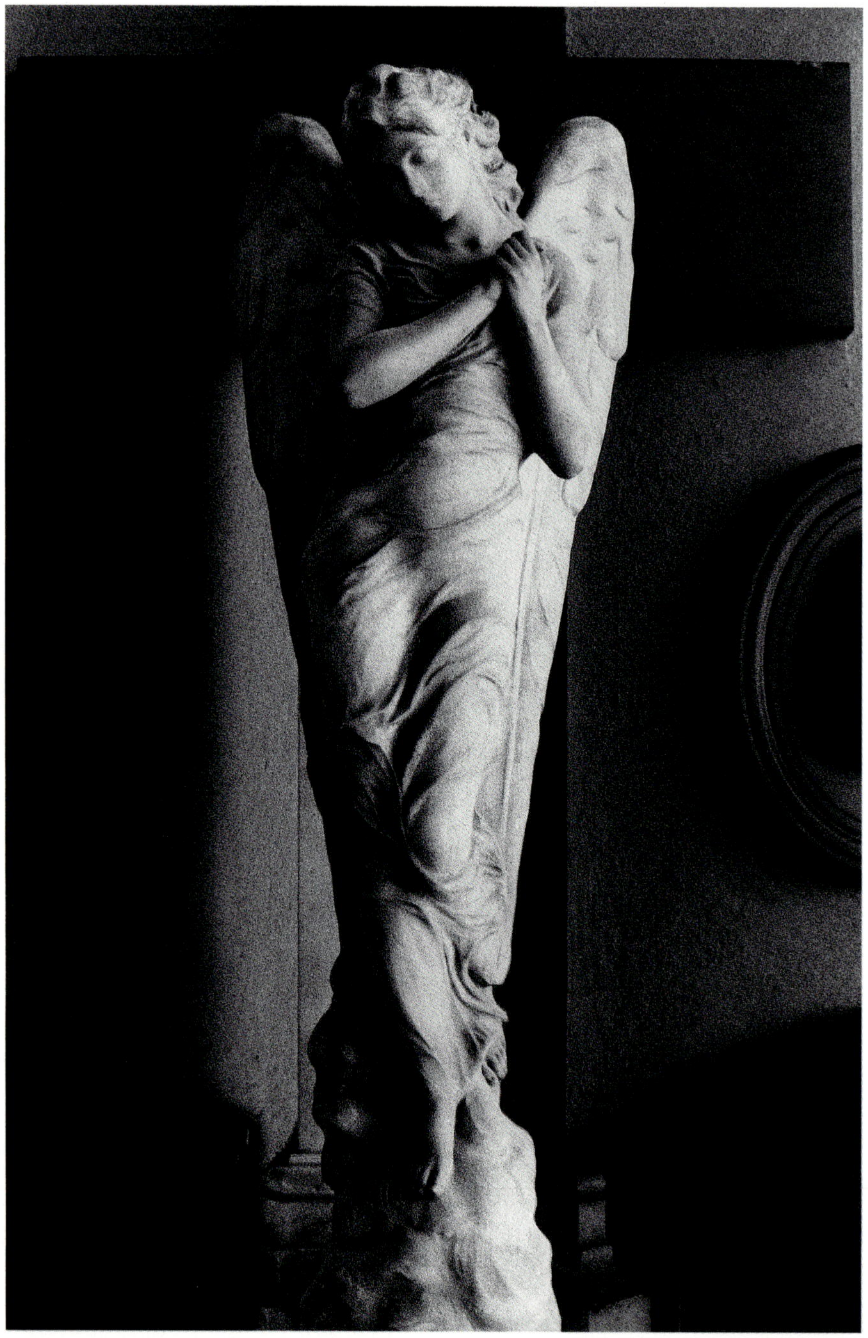

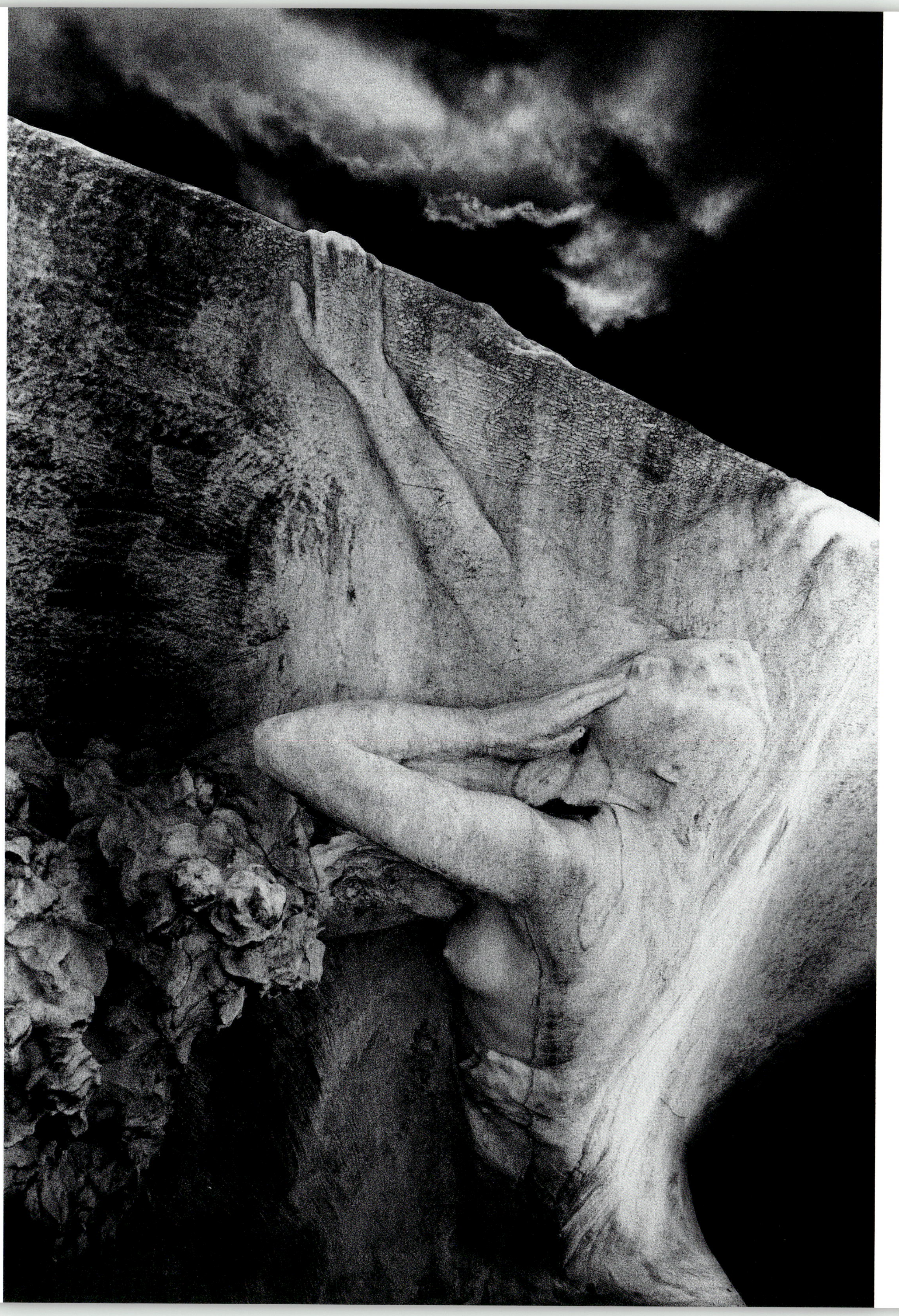

Engel und Löwe

Vor dem Tor des Traumlandes wachte ein Löwe, der weithin bekannt war wegen seiner Stärke. Alle, die das Traumland fanden und betreten wollten, prüfte er mit grimmigem Blick. Jene, die im Herzen ein Kind geblieben waren, ließ er eintreten, alle anderen wies er ab. Lange Zeit schon war er Wächter, doch immer weniger Träumende besuchten seine Welt, denn die Menschen hatten es verlernt, Kind zu sein. Einsam und nutzlos fristete der Löwe sein Dasein und irgendwann legte er sich schlafen, um der Kälte zu entgehen, die sich gnadenlos um ihn ausbreitete.

Ein Engel hörte von dem schlafenden Wächter und besuchte ihn. Auch der Engel war einsam, da die Menschen den Glauben an ihn verloren hatten. Sanft legte er sich an die Seite des Löwen, ließ sein Haupt sinken, und bald schlief auch er ein. Vielleicht erwachen beide wieder im einstigen Glanz, wenn die Menschen lernen, manchmal wieder ein Kind zu sein.

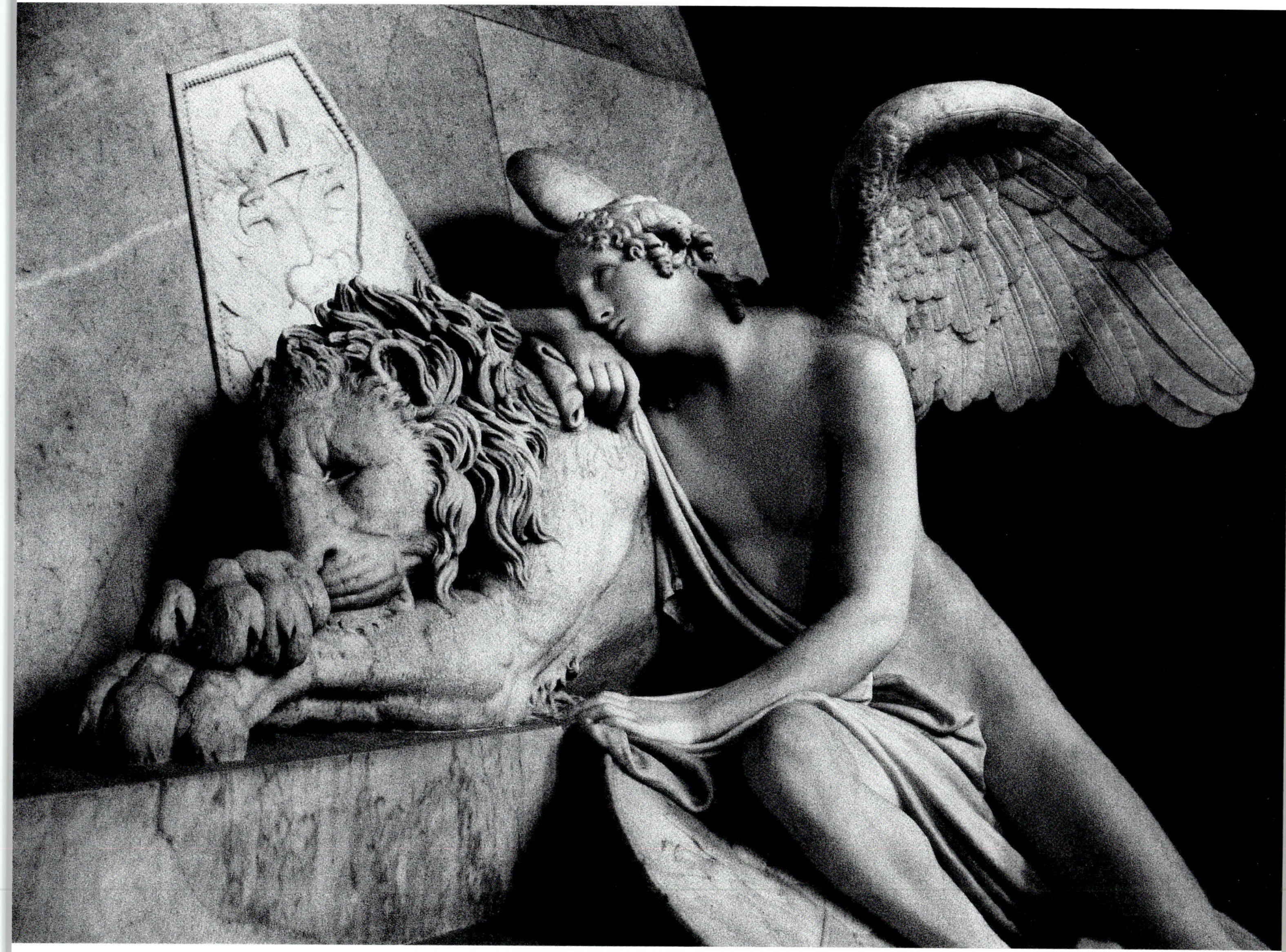

Oben:
Augustinerkirche,
Wien

Satan

Satanael wurde ich einst genannt,
der schönste aller Engel im Paradies,
doch nun verstoßen für alle Zeit in die Abgründe.
So sinne ich auf Rache an ihm,
dem Herrn im Himmel.

Morgenstern wurde auch mein Name,
der erste aller Sterne am Firmament,
zur Erinnerung an meinen alten Glanz.
So hoffe ich nun auf Vergeltung an euch,
den Engeln in Gottes Reich.

Michael stürzte mich einst,
der stärkste aller Engel neben mir,
triumphierend im Himmel für alle Ewigkeit.
Sein Leuchten verfolgt mich
nach dem Fall in den Abgrund.

Satan werde ich seither genannt,
der gefürchtetste aller verstoßenen Engel,
zu Unrecht verbannt für alle Zeit und
so blicke ich immer wieder voll Zorn hinauf,
als Herrscher der Unterwelt.

Rechte Seite: Château de Montrésor, Loire-Tal

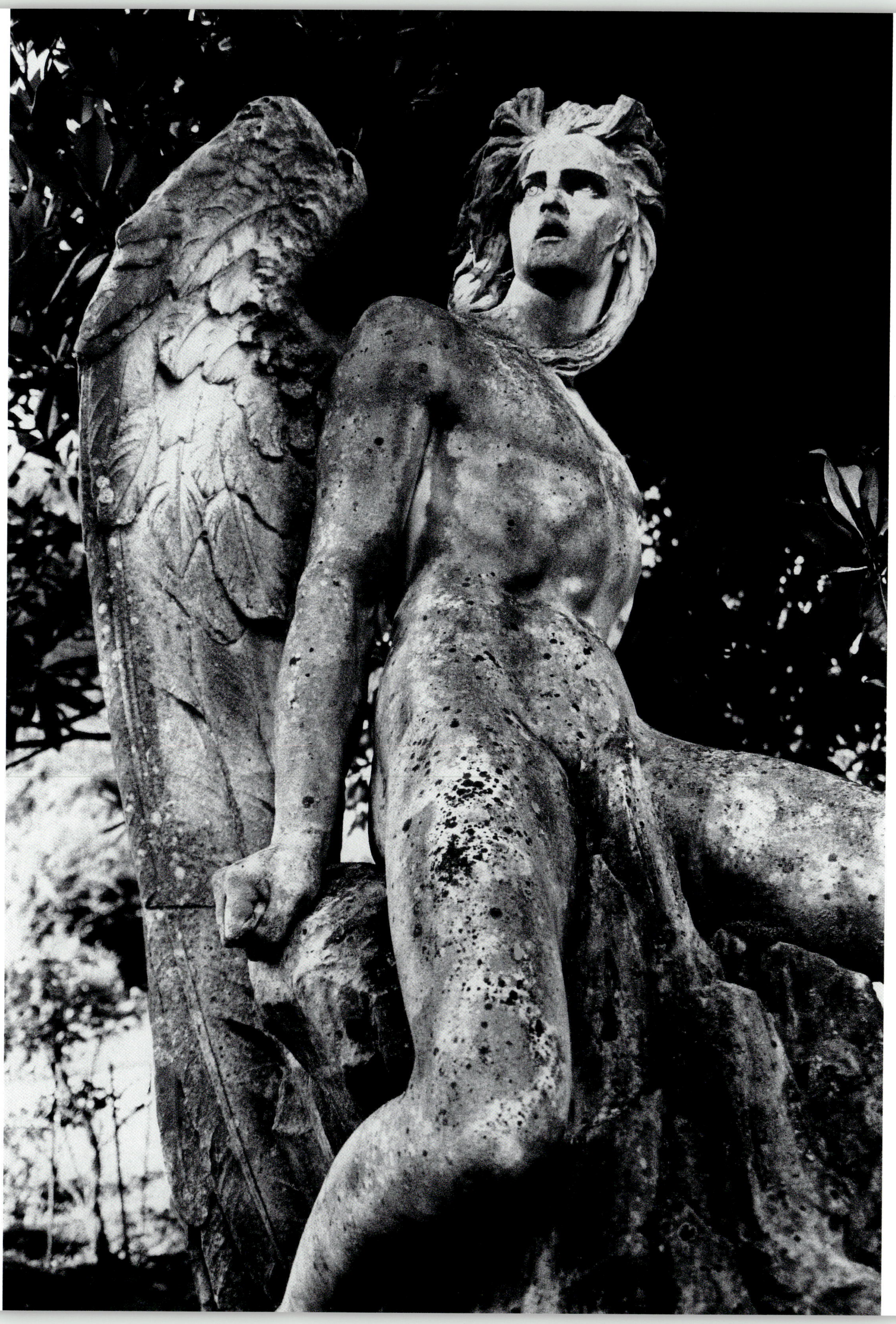

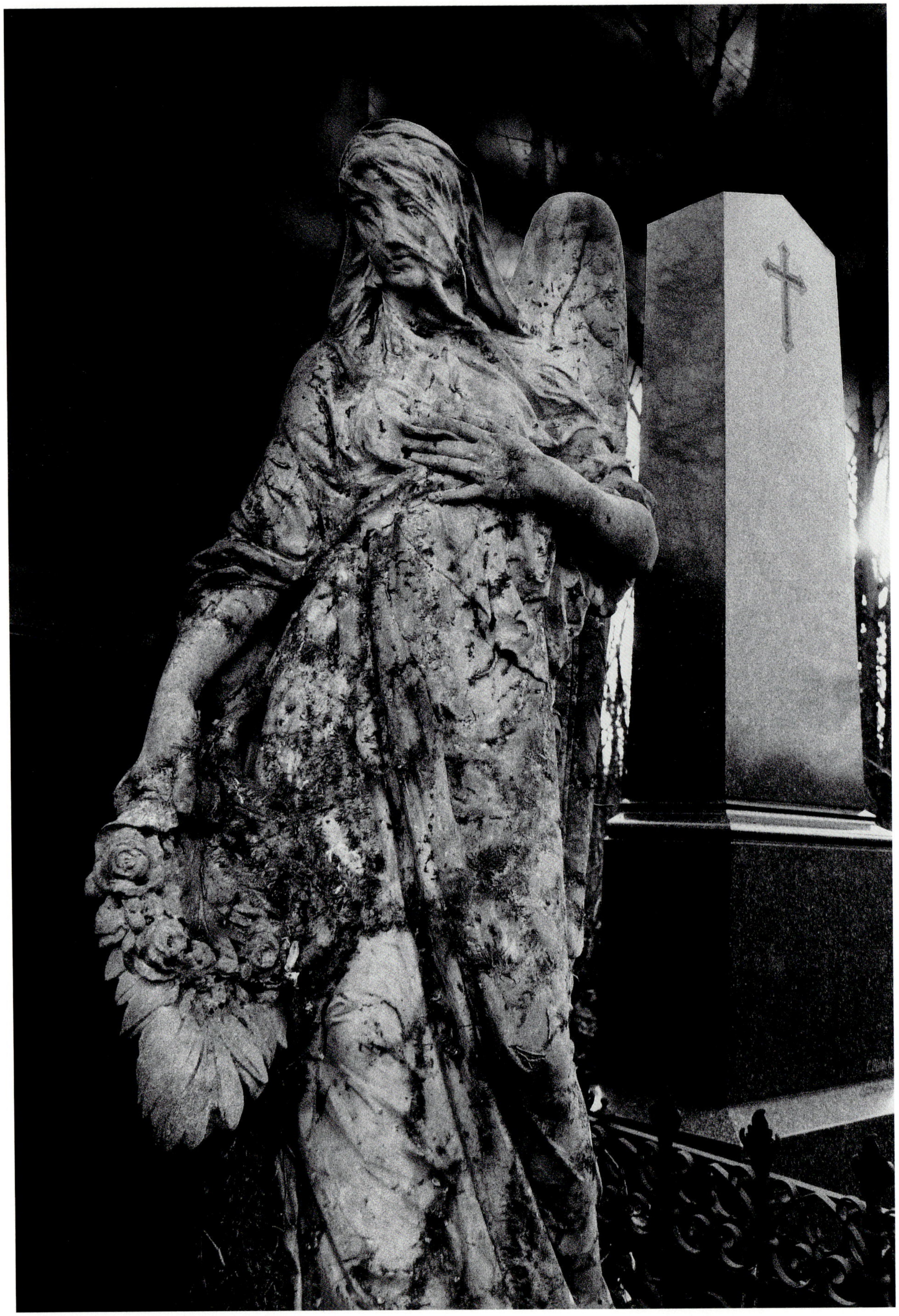

Engel aus Stein – die siebte Begegnung

Manchmal kam es mir vor, als ob mein Freund, der Engel aus Stein, weinen würde. Doch gesehen habe ich es noch nicht. Aber gestern verspürte ich ein Gefühl, das mich noch nie belogen hatte. Wie oft zuvor lauschte ich seinen Worten und hielt dabei seine steinerne Hand.

„Erkennst du das kleine Grab dort, auf dem ein Rosenstrauch erblüht? Eine Mutter begrub dort ihr Kind, das schwer krank war. Nichts besaß die arme Frau, um dem einzigen Liebling zu helfen, den sie noch besaß. Das Kind starb, und der Mutter brach das Herz. Jeden Tag kam sie zu dem Grab und weinte vor Leid. Nach kurzer Zeit folgte sie ihrem Kind nach, doch ihr Leib wurde an einem anderen Ort beerdigt. Aber jede Nacht erhebt sich ihr Geist aus dem Grab, um ihren Liebling zu besuchen, denn Mutterliebe geht über den Tod hinaus."

Ich blickte meinem Engel in die Augen. In dem Moment begann es zu regnen. Da wußte ich: Wenn ein Engel weint, weint der Himmel mit ihm.

Linke Seite:
Zentralfriedhof, Wien

Seite 110:
Cimitero Generale, Turin

Seite 111:
Friedhof St. Pölten

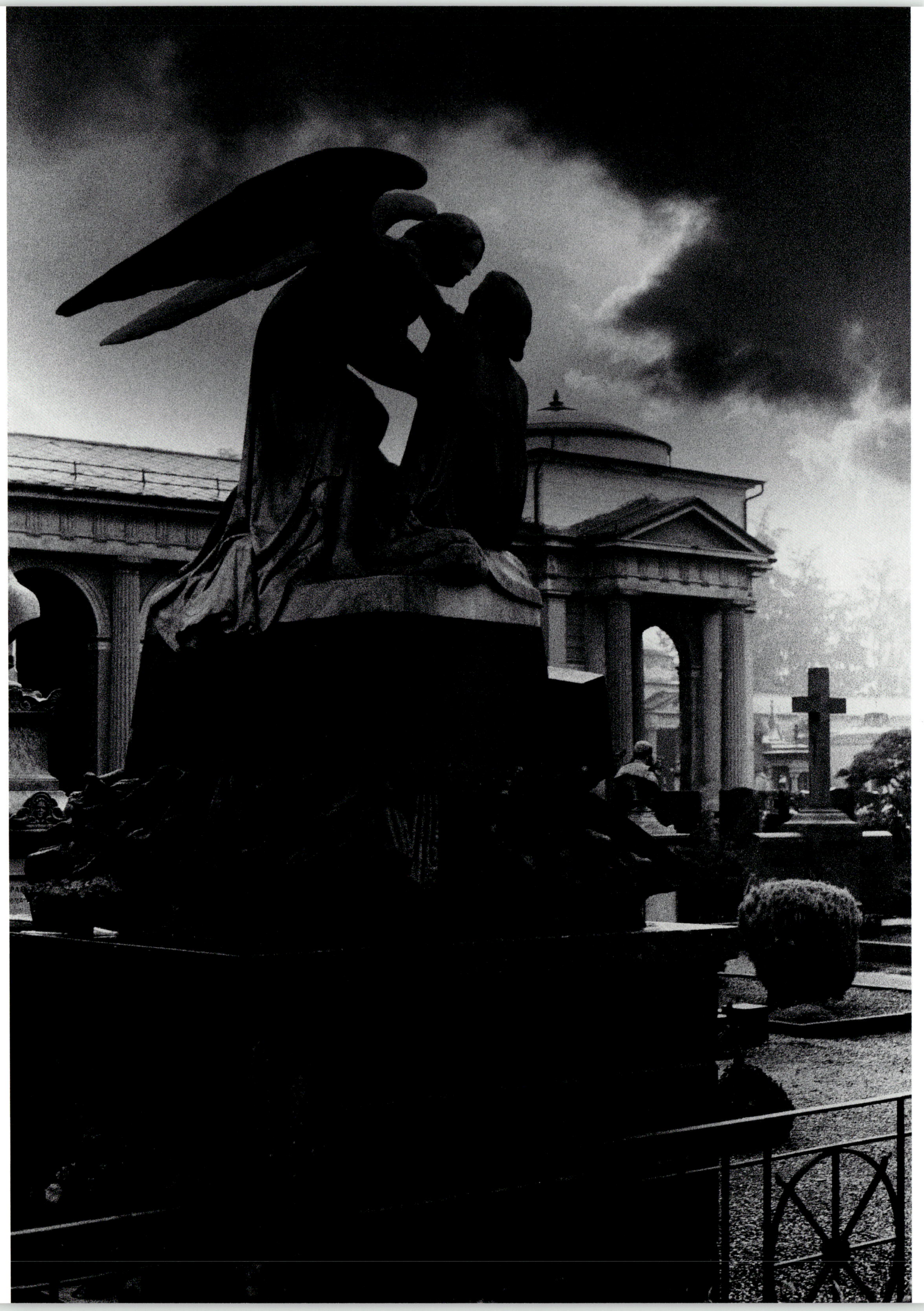

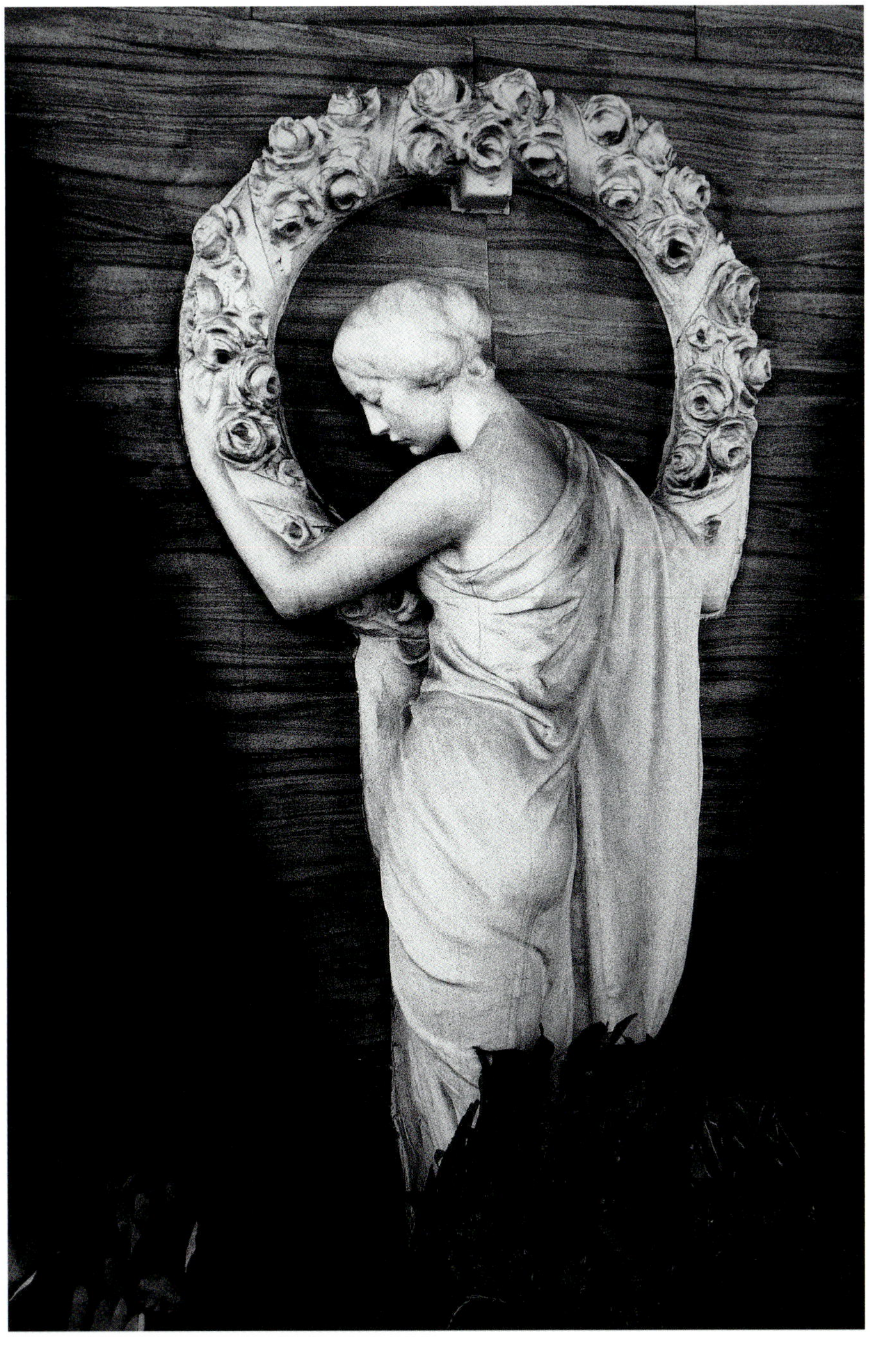

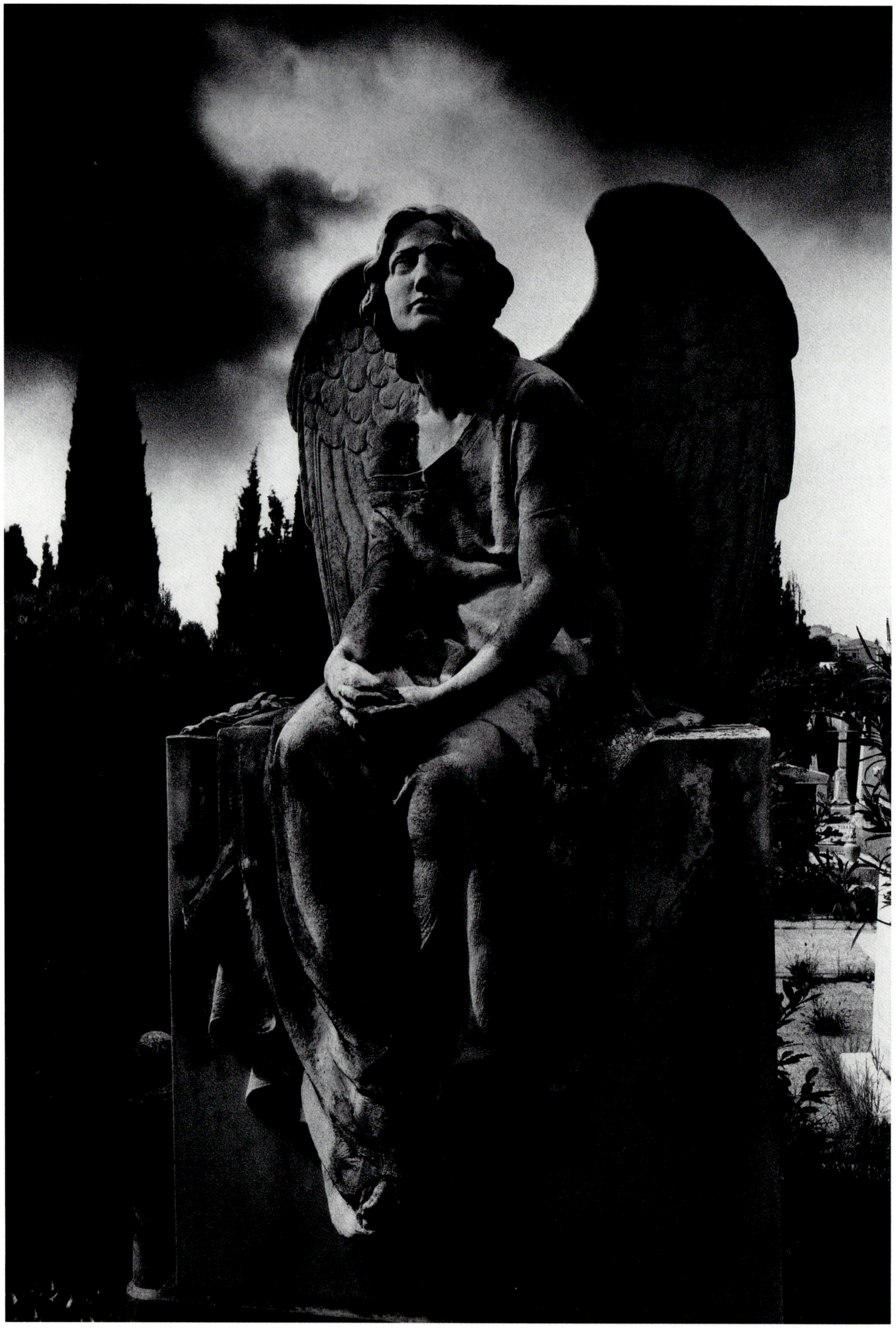

Schwarzer Engel

Geboren unter der schwarzen Sonne,
die erlosch zu der Zeit,
als die Dunkelheit Einzug hielt.
Stürme, die dein Leben begleiteten,
als du allein auf der Suche warst.
Wußtest nicht, nach was du dich sehntest,
doch du folgtest dem Licht.

Gelebt unter der schwarzen Sonne,
Kälte, die dein Herz erfror,
als die Finsternis die Welt bedeckte.
Wolken, die den Himmel überflogen,
als du nicht mehr wußtest, wohin.
Tag für Tag blicktest du dort hinauf
und du folgtest dem Licht.

Wandelnd unter der schwarzen Sonne
für lange Zeit durch Eis und Schnee,
so fandest du das Licht.
Konntest die Liebe spüren
und dein Herz erwachte zu neuem Leben.
Blüten bedecken von nun an deine Wege,
denn du bist im Licht.

*Linke Seite:
Cimitero Cattolico di
S. Anna, Triest*

Halle des Todes

Dunkle Hände greifen nach meiner Seele,
doch ein Zeichen von dir geleitet mich durch die Unterwelt.
Nebel führen mich weg von der Zeit,
dennoch folgt mir ein Herz zum Fluß der Ewigkeit.
Dunkle Schatten suchen nach meiner Seele,
doch deine Liebe führt mich weg von der Halle des Todes.
Licht folgt mir durch das Meer des Nebels,
dennoch umklammert Furcht mein Herz.
Deine Hände greifen nach den meinen,
und eine Träne erweckt mich zu neuem Leben.

Rechte Seite:
Cimitero la Certosa,
Bologna

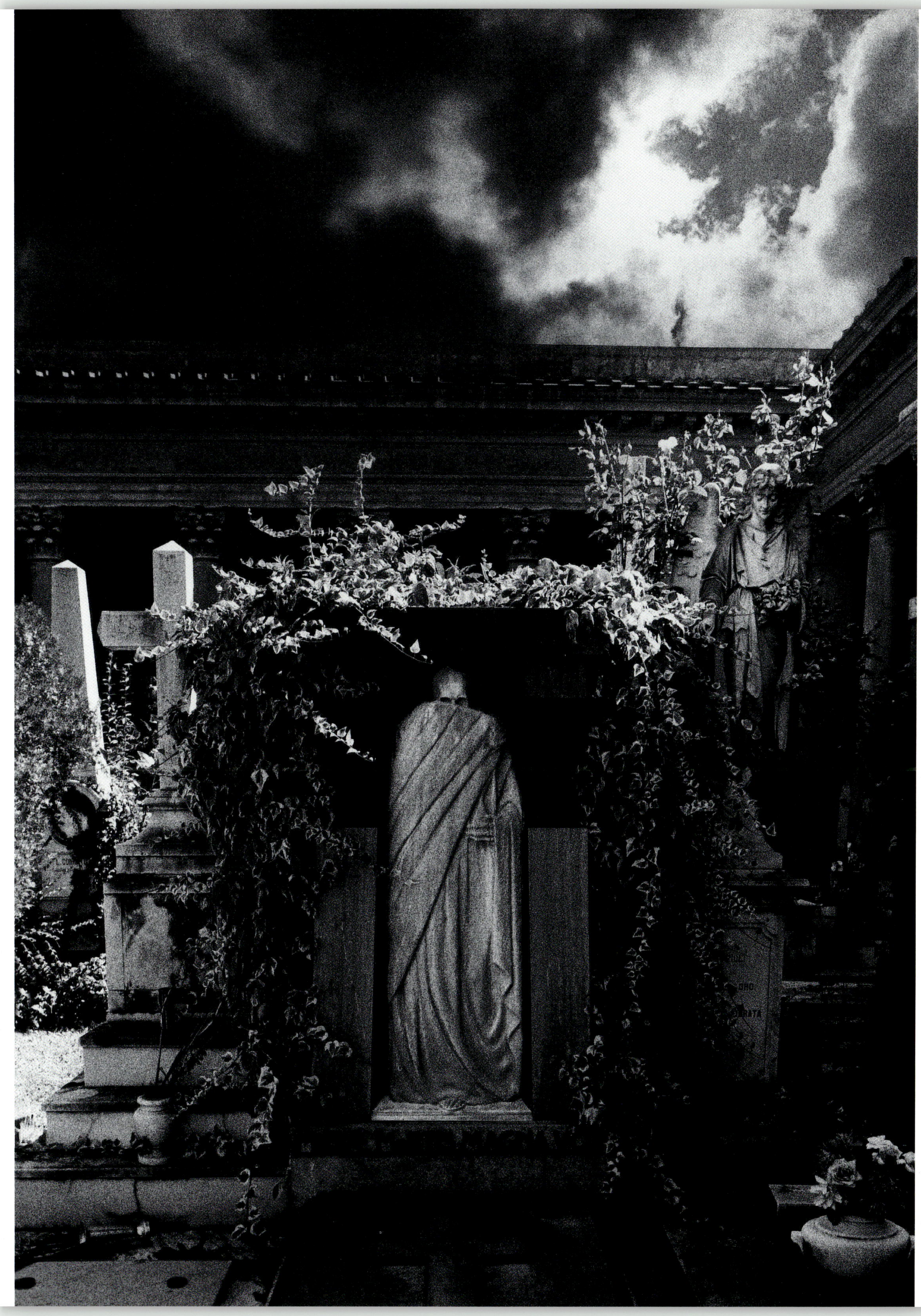

Kathedrale

Dumpfe Choräle dringen an mein Ohr.
Andächtig hallen sie aus der Kathedrale,
die Hunderte von Jahren alt.
Schaue auf und erblicke ein Bauwerk,
das so mächtig,
als wäre es von Gott selbst erbaut!
Hoch in den Himmel ragend,
nach den Wolken greifend,
so steht sie vor mir.

Torflügel öffnen sich und ich schreite hindurch.
Geheimnisvoll scheint das Licht in der Kathedrale,
die die Zeiten überdauert.
Trete ein und erblicke den Glanz,
der so herrlich,
als ob Gott selbst hier wohnt!
Steil nach oben führend,
von Säulen getragen,
so umhüllt sie mich.

Orgelmusik begleitet meinen Weg.
Durchdringend klingt sie in der Kathedrale,
die bedrohlich ihre Schatten wirft.
Sinke nieder und blicke andächtig auf den Altar,
der so glänzend,
als ob ich Gott selbst erblicke!
Warnend, dennoch tröstend,
erhebt sich seine Pracht,
so knie ich vor ihm!

Aus den Fenstern, die zu beiden Seiten den Blick
in den Himmel öffnen, steigen Engel.
Begleiten von nun an meinen Weg,
als ob von Gott selbst befohlen!
Tröstend und Kraft gebend,
von nun an und noch länger.

Rechte Seite:
Cimitero Maggiore, Padua

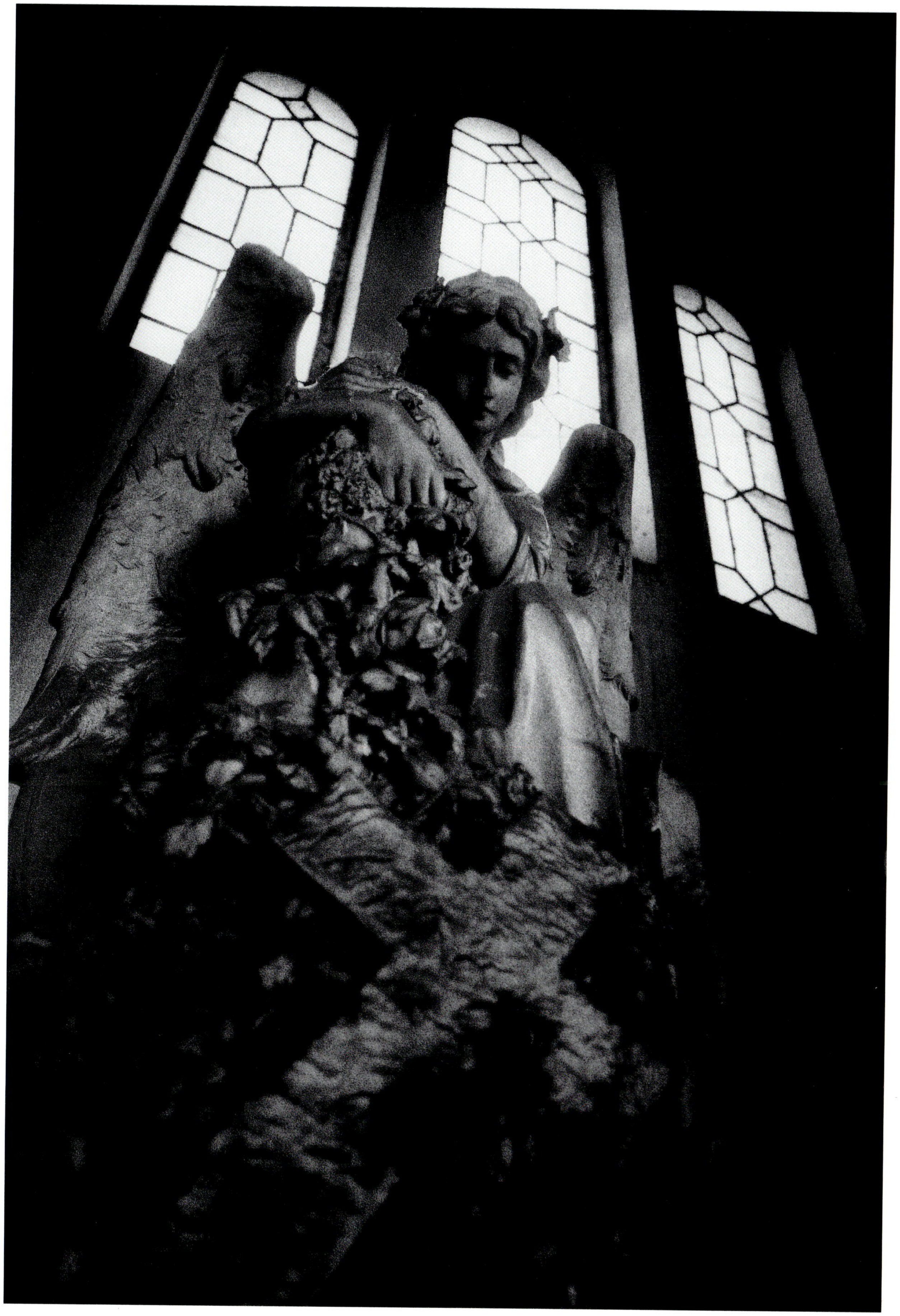

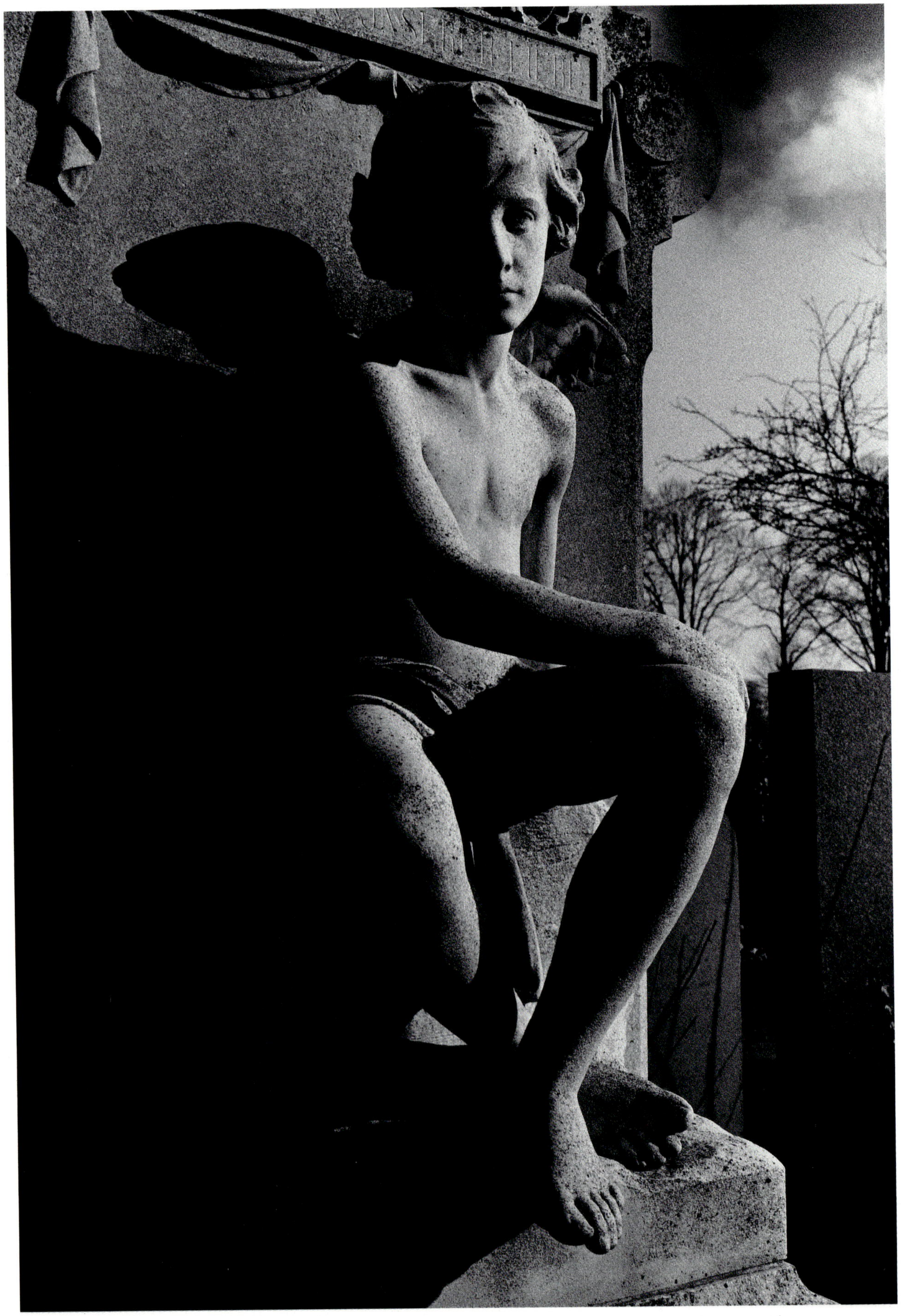

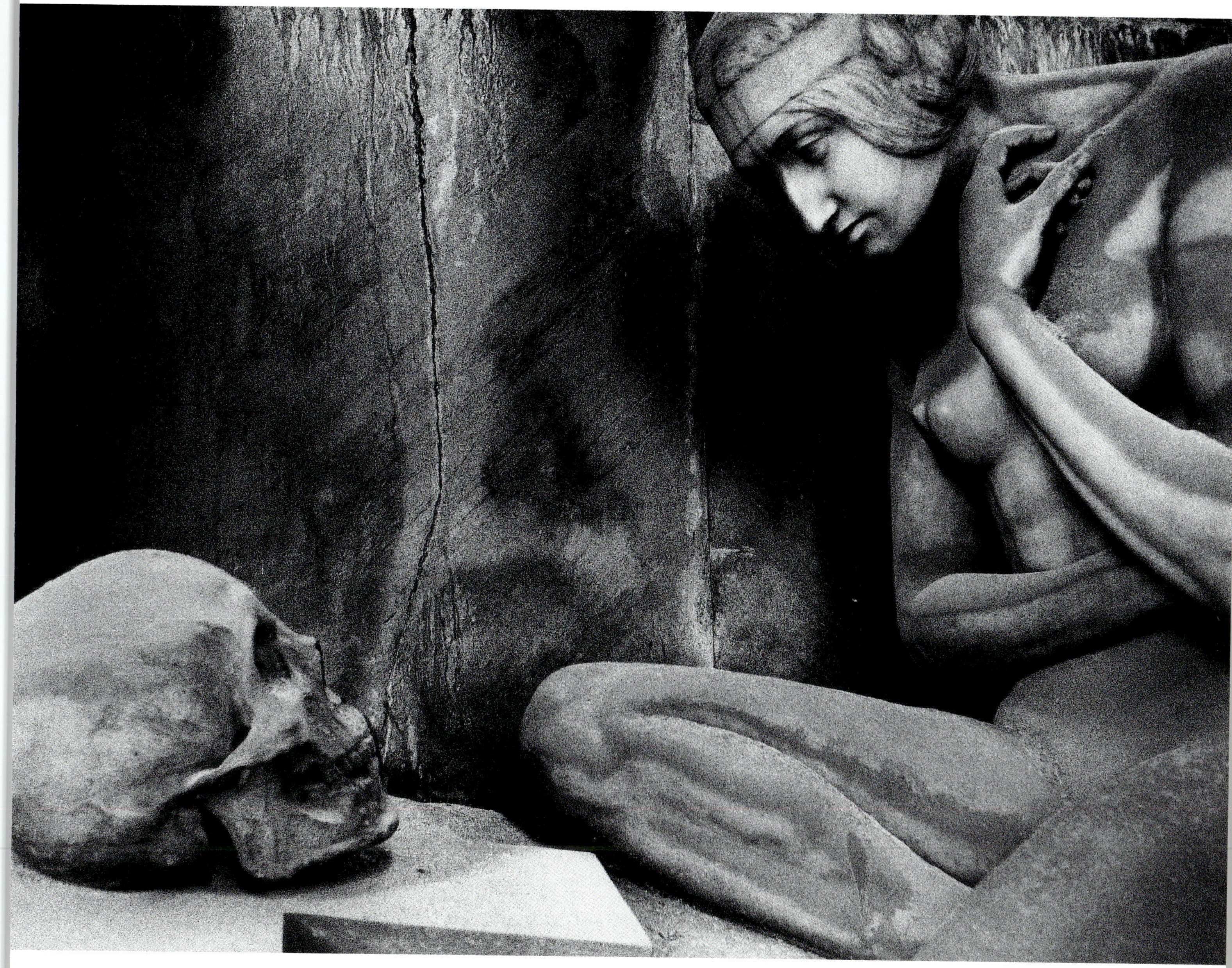

Oben:
Cimitero di Staglieno,
Genua

Linke Seite:
Zentralfriedhof,
Wien

Engel aus Stein – die achte Begegnung

Grau in grau war dieser Tag, als ich meinen Freund, den Engel aus Stein, besuchte. Ich verspürte ein Gefühl, das mein Herz belastete, und mein Freund erzählte mir:

„Wenn die unheimlichen Nebel über den Gräbern wallen, sinken schwarze Vögel hernieder, um auf verirrte Seelen zu warten, die sie in ihr dunkles Reich entführen. Auf Kreuzen und Gräbern verharren sie, auf der Jagd nach neuer Beute. Ehrlose Menschen gibt es viele, und darum kommen immer mehr Vögel, die unseren Totenacker heimsuchen. Nur an uns Engel wagen sie sich nicht heran, denn wir sind Wesen des Lichts. Beschützen werden wir die reinen Seelen. Doch wieder und wieder belagern Totenvögel den Ort des Friedens und warten, ob nicht eine Seele zu fangen sei.“

Vorsichtig blickte ich über die Kreuze auf dem alten Friedhof und erschrak zutiefst, denn schwarze Vögel hofften auch auf mich.

Rechte Seite: Zentralfriedhof, Wien

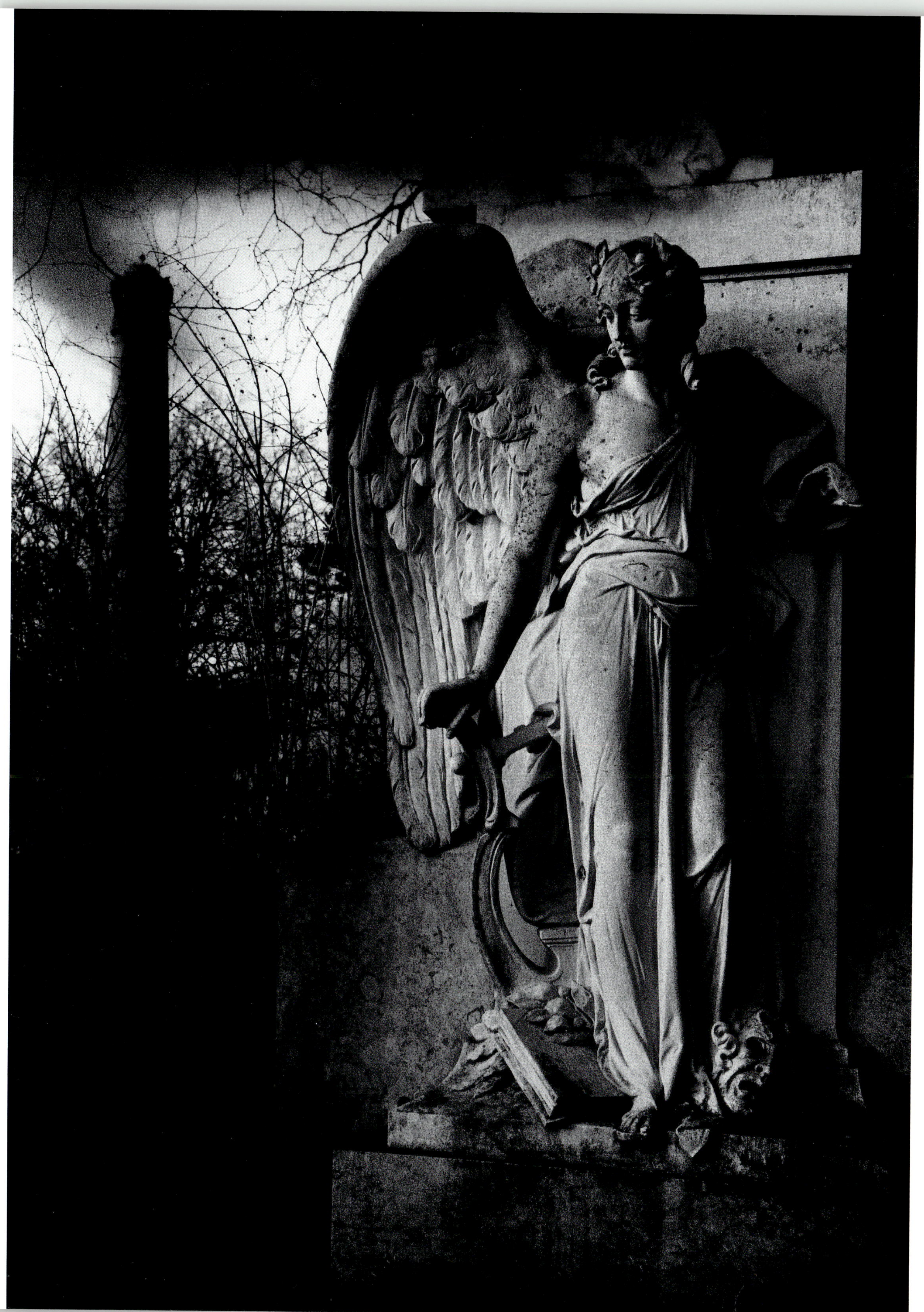

Engel aus Stein – die neunte Begegnung

An einem strahlenden Sommertag besuchte ich, wie oft zuvor, meinen Freund, den Engel aus Stein. Doch was meine Augen erblickten, versetzte mein Herz in Staunen und der Engel erzählte mir:

„Diesen Blumenkranz, den ich in Händen halte, schenkte mir eine Schar von Kindern. Reine Herzen schlagen in ihnen und nie zuvor blickte ich in glücklichere Augen. Leid tat ich ihnen, denn allein stehe ich da und aus Stein geformt ist meine Gestalt. In ihren Gedanken vernahm ich Mitleid, denn einen so schönen Engel würden sie gerne einladen zu ihren Spielen auf der anderen Seite der Mauer. Um mich zu erfreuen, schenkten sie mir diesen Blütenkranz. Die Welt sollte in Kinderhänden liegen, dann wäre sie für alle bunter und fröhlicher.“

Ich blickte über den Rand der Mauer des alten Friedhofs und erkannte den Sinn seiner Worte, denn Tod und Leben gehören zusammen.

Rechte Seite: Zentralfriedhof, Wien

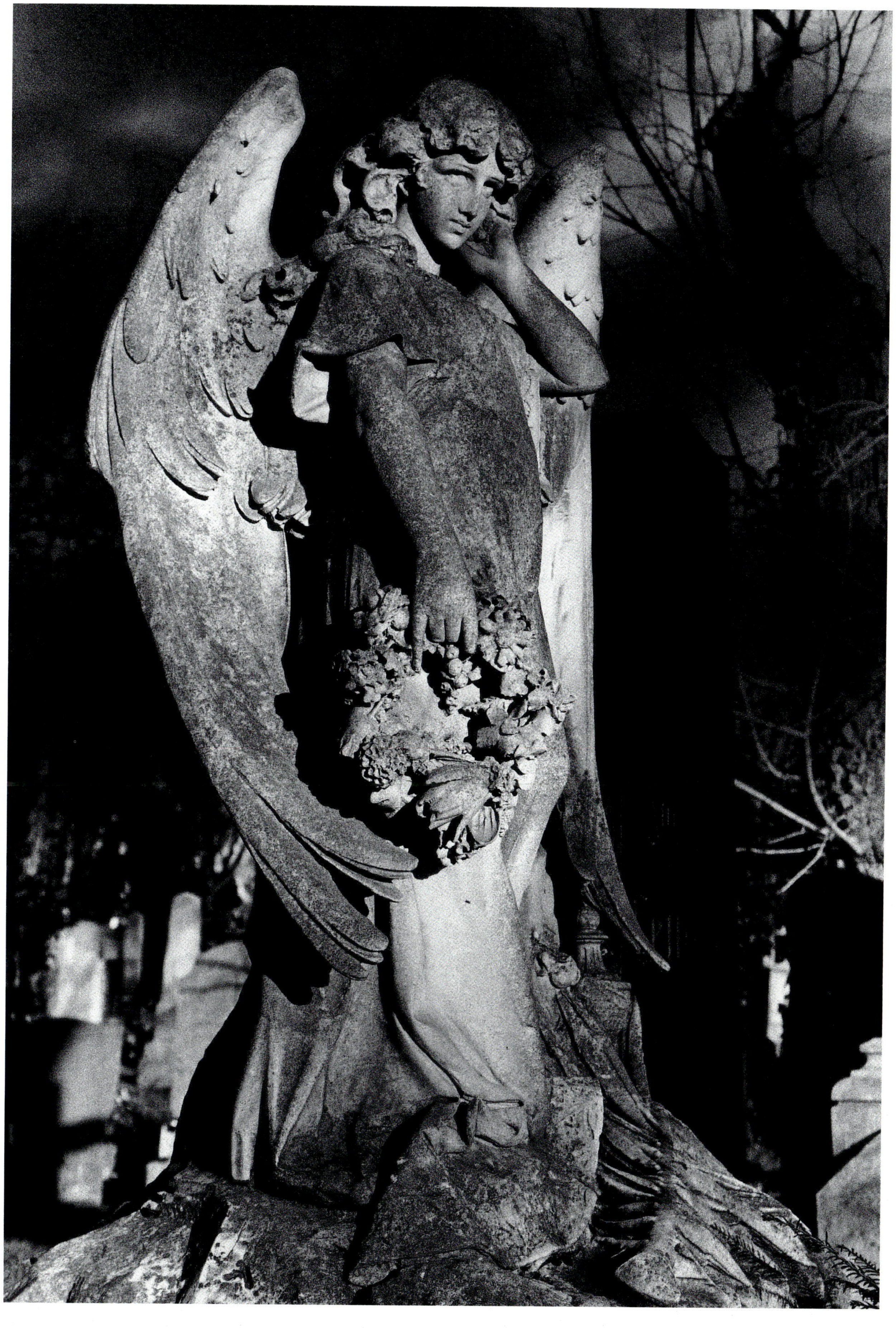

Engel aus Stein – Abschied

Eines Tages überkamen mich dunkle Vorahnungen und ich eilte zu meinem Freund, dem Engel aus Stein. In Licht gehüllt war seine Gestalt, doch tief im Herzen wußte ich, daß heute der Tag des Abschieds gekommen war. Langsam schritt ich zu ihm hin und blickte fragend in seine Augen. Meine Hand legte ich sanft in seine und er sprach:

„Als ich dir meine Liebe gestanden hatte, erbarmten sich die Engel des Himmels. Mein Leben als Statue werde ich hinter mir lassen. Noch heute steige ich empor, um wieder mit den Engeln zu fliegen. Zu neuem Leben erwacht bin ich, doch ich muß dich hier auf Erden verlassen. Es bricht mir mein Herz, daß du alleine zurückbleibst, denn du bist meine Liebe!"

Tränen standen in seinen Augen, als er langsam begann, sich zu bewegen. Der Himmel öffnete sich und das Licht trug ihn sanft empor. Seine Schwingen breiteten sich weit aus, und ich erkannte nun auch, wie schön mein Engel war. Er winkte mir noch einmal zu und rief:

„Verzage nicht, denn ich kehre wieder Nacht für Nacht! Eines Tages wirst du mit mir in den Himmel fliegen und dann werden wir auf ewig vereint sein. Ich werde dich immer lieben und beschützen."

Seine letzten Worte vernahm ich nur noch ganz leise. Meine Augen konnten ihm nicht mehr folgen, da meine Tränen mir den Blick nahmen. Der Himmel schloß sich wieder und Leere war alles, was noch übrig blieb. Ich sank nieder auf dem Platz, wo mein Freund, der Engel aus Stein, gestanden hatte und weinte die ganze Nacht. Verzweiflung ergriff mein Herz und ich wollte sterben. Doch dann dachte ich an seine letzten Worte, die mich trösteten. Liebe, ja das war es, was mich von nun an jede Nacht dorthin rief …

Rechte Seite: Cimitero Monumentale, Mailand

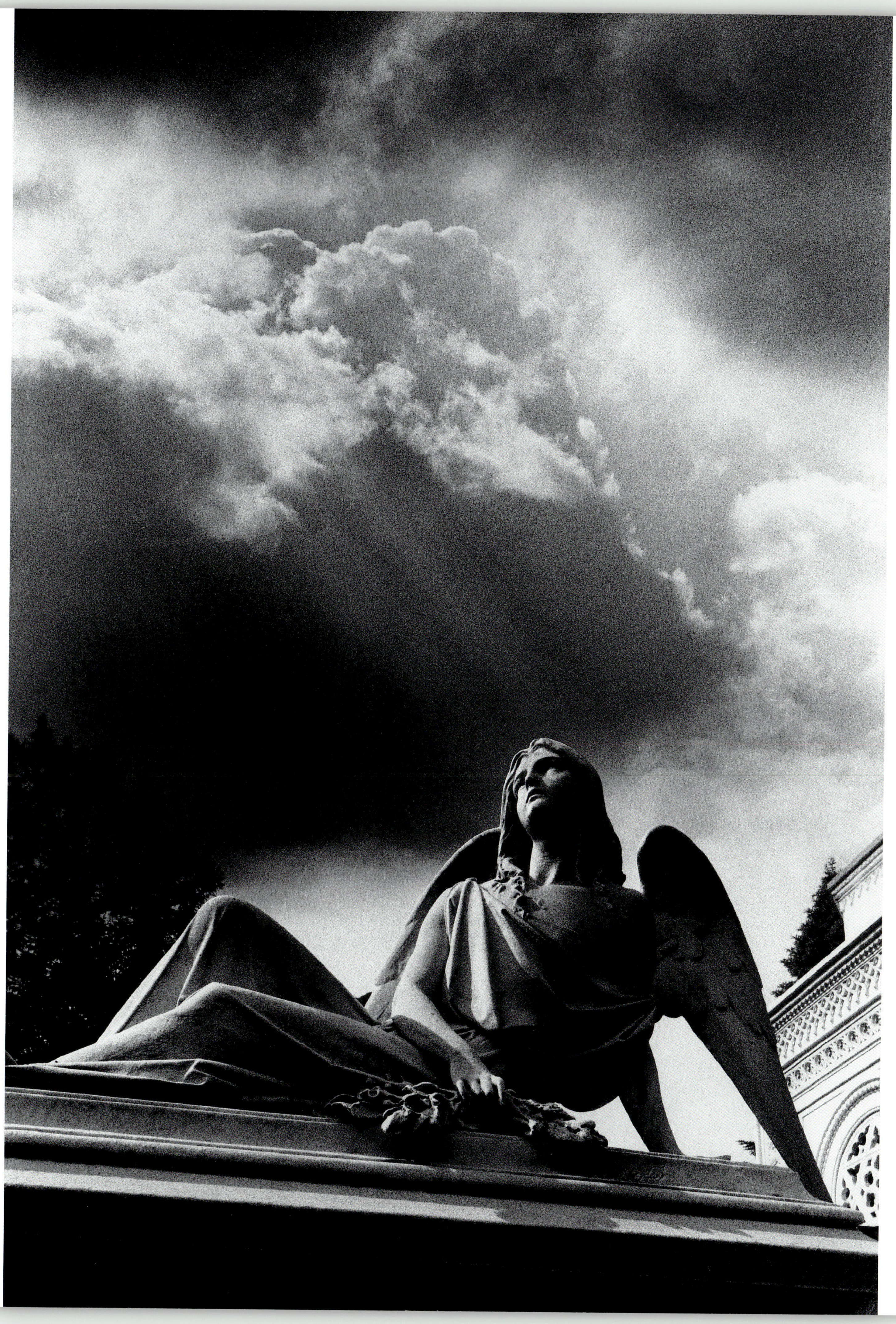

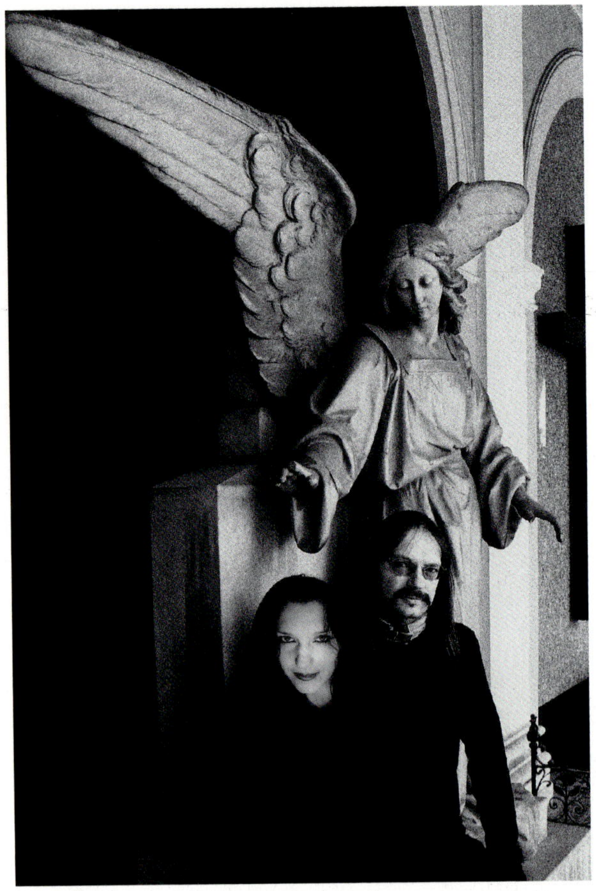

LIANE ANGELICO
geb. 1968 in St. Pölten (Österreich). Entdeckerin verborgener Welten, die sich nach der Begegnung mit einem Engel der Dichtkunst widmete. Beschäftigt sich zudem mit ägyptischer Mythologie, Tarot und Spiritismus. – Lebt in Wien.

GERALD AXELROD
geb. 1962 in Hard (Österreich). Fotograf und Schriftsteller, der seit langem auf den Spuren der Engel wandelt. Die Gedichte von Liane Angelico inspirierten ihn, nach seinem Erstlingswerk „... als lebten die Engel auf Erden" erneut auf die Suche nach den himmlischen Wesen zu gehen, um mit seinen Fotografien Türen zu öffnen, die sich nur mit dem Schlüssel der Phantasie aufsperren lassen. – Lebt in Wien.

DANKSAGUNG

Zunächst sei allen Engeln gedankt, die an diesem Buch mitgearbeitet und so geduldig für die Fotos posiert haben. Doch auch einigen irdischen Wesen gebührt unser Dank:

Christian Beneder, Kurt Dornig, Susanne Fetz, Dieter Fuchs, Gabriele Gruber, Hilde und Nikolaus Huhn, Paul Köhlmeier, Julia Kühn, Alexandra Lang, Manfred A. Leisser, Beate Lichner, Uli Lotz, Maria Regaz, Manfred Sährig, Ruth Schuhmann, Andy Siry, Jürgen Weber und Martin Wickler.

Wer tiefer ins Reich der Engel eindringen möchte, dem sei das Buch „Engel – eine bedrohte Art" von Malcolm Godwin empfohlen. Wer schließlich die letzten Geheimnisse der himmlischen (und höllischen) Wesen ergründen möchte, sei auf das „Dictionary of Angels" von Gustav Davidson verwiesen, das einzige vollständige Lexikon, das alle namentlich bekannten Engel aufzählt und kurz porträtiert.

Fotos im Internet: **www.axelrod.at**

Gerald Axelrod

... als lebten die Engel auf Erden

Fotografien über Schönheit und Tod

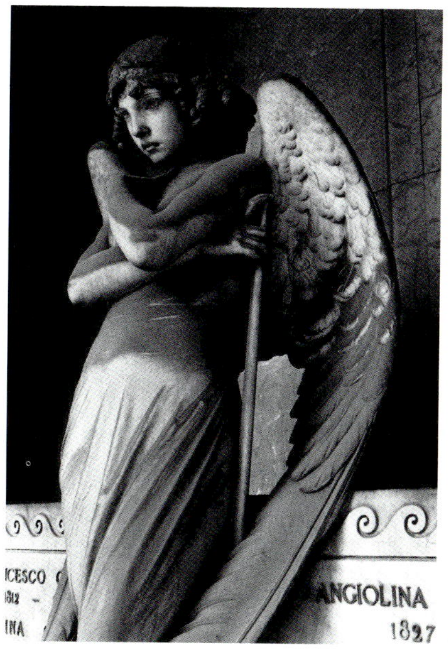

Vor gut einem Jahrhundert haben Bildhauer auf den Friedhöfen Italiens eine einzigartige Welt der Schönheit und Sinnlichkeit geschaffen, die heute leider in Vergessenheit geraten ist. Der erste Bildband von Gerald Axelrod lädt den Betrachter ein zu einer Reise durch diese Totenstädte, in denen nicht Trauer und Schmerz, sondern Lust und Leidenschaft regieren.

Eine besondere Rolle spielen dabei die Engel, die keineswegs so heilig sind wie gemeinhin vermutet. Der Begleittext erzählt deshalb von den alten Legenden und lüftet die Geheimnisse der Himmels- und Höllenengel.

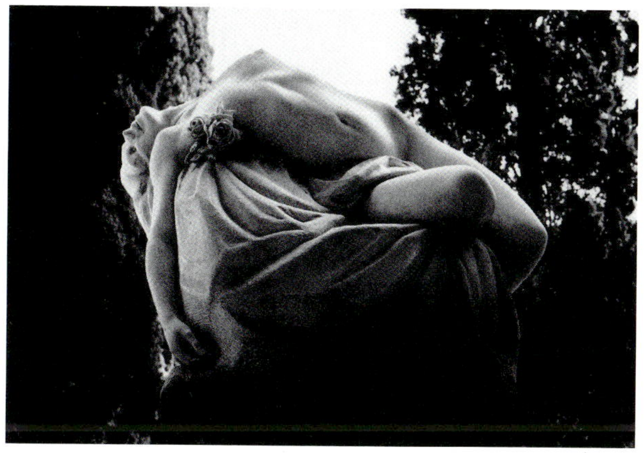

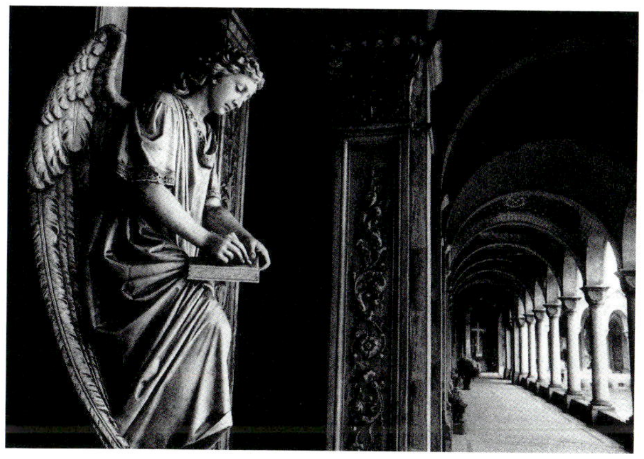

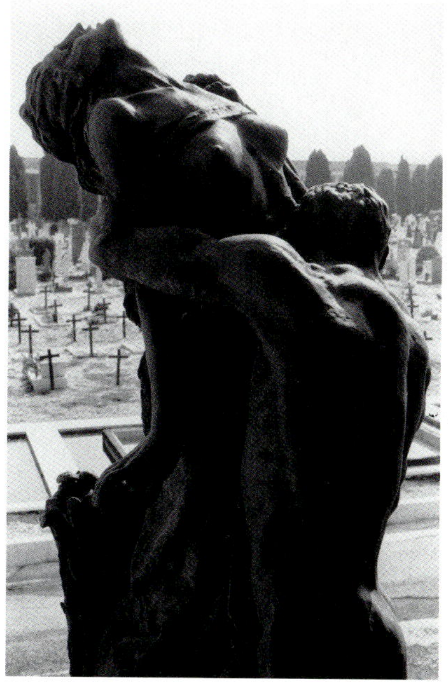

Gerald Axelrod:
... als lebten die Engel auf Erden
4. Auflage 2002
22,8 x 28,6 cm; Hardcover;
128 Seiten mit 84 Schwarz-Weiß-Fotografien in Duoton
ISBN 3-89102-451-7

„Ein Buch wie ein Traum"
Oberhessische Presse

EULEN VERLAG

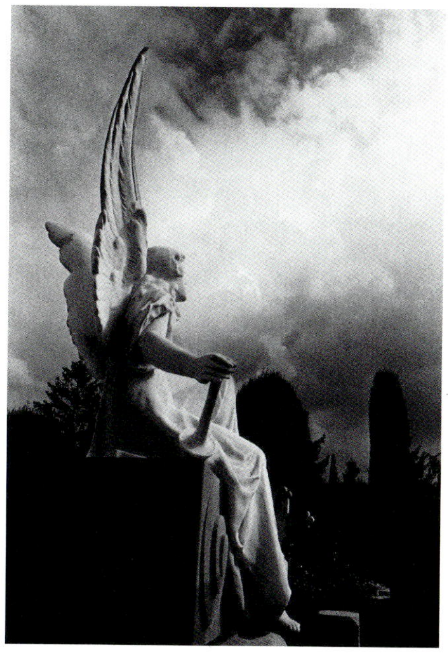

GERALD AXELROD

WO DIE ZEIT KEINE MACHT HAT

FEEN, HEXEN UND DRUIDEN IN DER SAGENWELT IRLANDS

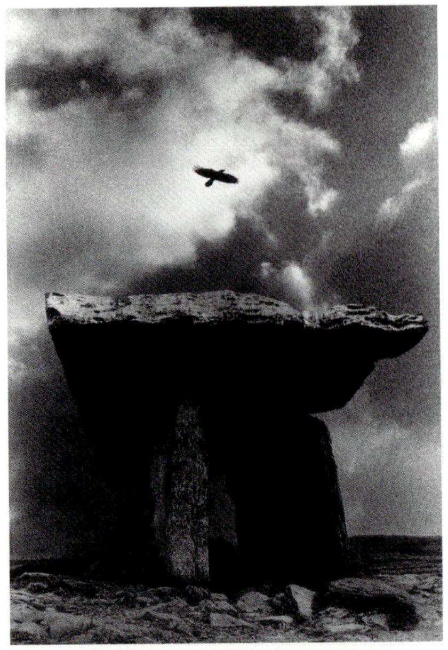

Die ersten Spuren der irischen Geschichte liegen im Dunkeln verborgen. Aber es ist gerade diese mystische Urzeit, die Irland so interessant macht. Alte Legenden, die der Begleittext zusammenfaßt, berichten von gespenstischen Dämonen, die vor den Menschen die Insel bewohnten, von der Eroberung durch die Kelten und von den geheimnisvollen Kräften der Druiden, die als Ärzte, Priester und Zauberer die allerhöchste Macht besaßen. Doch die schönsten Erzählungen schildern Reisen in die „Anderswelt", also ins Reich der Feen.

Der vorliegende Bildband nimmt den Betrachter mit auf eine solche Reise durch die Anderswelt, wo alle Wünsche in Erfüllung gehen. Und da die Bewohner ewig jung bleiben, ist es ein Ort, wo die Zeit keine Macht hat.

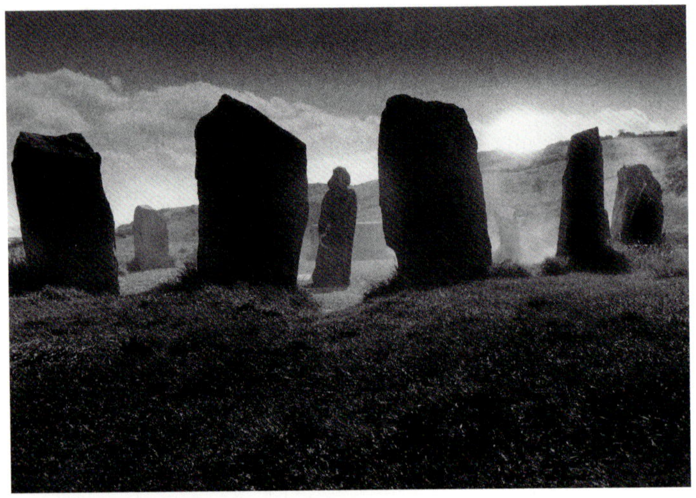

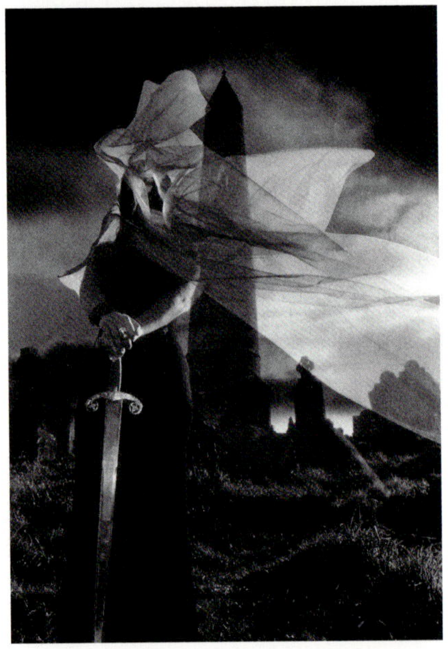

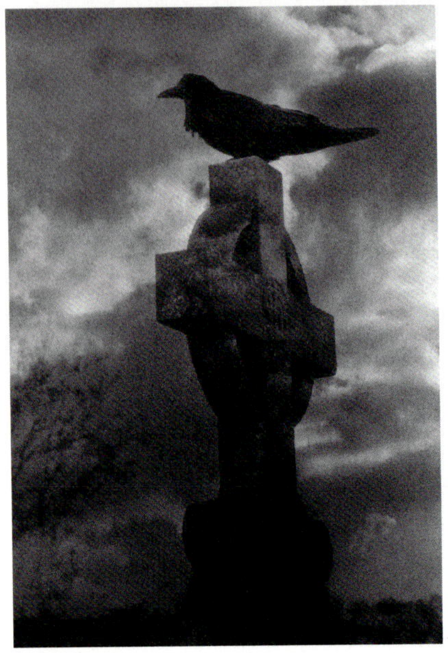

Gerald Axelrod
Wo die Zeit keine Macht hat
2. Auflage 2002
22,8 x 28,6 cm; Hardcover;
128 Seiten mit 96 Schwarz-Weiß-Fotografien in Duoton
ISBN 3-89102-462-2

„WO DIE ZEIT KEINE MACHT HAT zählt für mich bereits jetzt zu meinen Lieblingsbildbänden und kann allen, die eine verzauberte, geheimnisvolle und düstere Stimmung schätzen, wärmstens empfohlen werden."

Bettina Glas in *ORKUS*

EULEN VERLAG

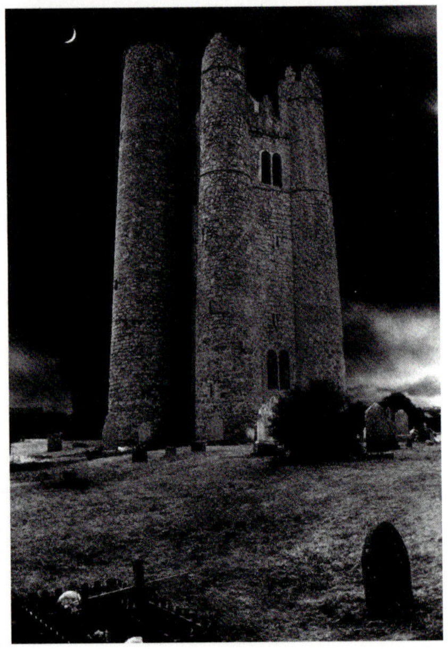